MANUEL

DU

CHIRURGIEN-D'ARMÉE,

OU

INSTRUCTION

DE CHIRURGIE-MILITAIRE

Sur le traitement des plaies, & spécialement de celles d'armes à feu ; avec la méthode d'extraire de ces plaies les corps étrangers, & la description d'un nouvel instrument propre à cet usage ;

Ouvrage qui a remporté le prix au concours de l'Académie Royale de Chirurgie de Paris,

Par M. PERCY, Chirurgien-Major de deux Divisions de l'Armée Françoise, & du 18ᵉ Régiment de Cavalerie ci-devant Berry ; Associé de l'Académie Royale de Chirurgie & Correspondant de la Société Royale de Médecine de Paris, Membre Honoraire du Collége Royal de Chirurgie de Nancy, Docteur en Médecine, Associé Etranger des Académies de Russie, Suède, Hesse, Bavière, &c.

On y a joint un recueil de Mémoires & d'Observations sur le même sujet, puisés dans les meilleures sources, ou fournis par les praticiens les plus célèbres.

Avec figures en taille-douce.

A PARIS,

Chez MÉQUIGNON l'aîné, Libraire, rue des Cordeliers, près les Écoles de Chirurgie.

————

1792.

AVIS

DE L'ÉDITEUR.

LE nouvel ordre de chofes établi par la révolution à jamais mémorable que nous venons d'éprouver, impofe à tous les chirurgiens l'impérieufe obligation de s'appliquer avec la plus grande attention au traitement des plaies d'armes à feu. Cette partie de la chirurgie vulnéraire, affez familière à la plupart des chirurgiens qui fuivent, ou qui ont fuivi les armées, ne l'eft pas, à beaucoup près, autant à ceux qui ont toujours exercé dans les villes, ou dans les campagnes; il en eft même un grand nombre, à qui, faute d'occafions, elle eft abfolument étrangère; & cependant chacun étant armé aujourd'hui, il peut, d'un moment à l'autre, fe préfenter des cas qui les embarrafferoient certainement, s'ils ne s'y préparoient d'avance par une étude réfléchie, & la lecture attentive des ouvrages propres à les former à cette pratique toute nouvelle pour eux.

Celui que nous publions aujourd'hui nous a paru très-capable de remplir cet utile objet. Nous l'offrons avec la même confiance à ceux qui favent déjà, & à ceux qui ne favent pas encore. Les uns, reconnoiſſant facilement la ſupériorité de la méthode qui y eſt expoſée, ſur celle qu'ils ont ſuivie juſqu'à préſent, n'héſiteront, ſans doute, pas à lui donner la préférence; les autres, diſpenſés de toute comparaiſon, s'en tiendront aux lumières qu'il leur fournira, & ne riſqueront pas de s'égarer avec un tel guide. Nous avons pour garans de cet effet la réputation méritée que l'auteur s'eſt acquiſe, les ſuccès qui l'ont rendu célèbre dans ſon art, & le compte avantageux qu'a rendu de ſon travail la compagnie ſavante qui l'a couronné. Voici ce que ſon ſecrétaire perpétuel, l'éloquent & profond M. Louis, en a dit à la ſéance publique, & fait imprimer enſuite dans le journal de Médecine: « l'Académie » avoit propoſé pour le **prix** de cette » année le ſujet qui ſuit:

Reſtreindre le nombre des inſtrumens imaginés pour extraire les corps étrangers des plaies, & ſpécialement de celles qui ſont faites par armes à feu; ap-

précier ceux dont l'utilité est indispensable, suivant la différence des cas ; & poser les règles de théorie & de pratique qui doivent diriger dans leur usage.

» Le simple énoncé de la propo-
» sition fait connoître qu'il s'agissoit
» d'une réforme dans les instrumens
» trop multipliés dont les livres de l'art
» ont fait mention jusqu'ici, pour ex-
» traire les corps étrangers. Sous ce
» point de vue, le sujet ne sembloit
» pas difficile à traiter, car cette réforme
» existe de fait dans la pratique depuis
» qu'on a établi que les plaies d'armes
» à feu, par la nature même de l'ef-
» pèce de solution de continuité qui les
» caractérise, exigeoient qu'on en agran-
» dît les dimensions, & qu'il falloit en
» débrider soigneusement le trajet, pour
» prévenir des symptômes fâcheux : in-
» cisions qui donnent de grandes faci-
» lités pour l'extraction des corps étran-
» gers, par les moyens les plus sim-
» ples.

» Les vues de l'académie ont été
» parfaitement remplies, à tous égards,
» par l'auteur du mémoire qui a mérité
» le prix. Il l'a divisé en trois parties ;
» la première présente le tableau des
» différens instrumens successivement.

» imaginés & mis en usage depuis la
» naissance de l'art jusqu'à nos jours,
» pour l'extraction des corps étrangers.
» La chirurgie, dans les auteurs de la
» plus haute antiquité, n'est présentée
» que sous cet aspect. Chiron, blessé
» par un dard, malheureusement échap-
» pé des mains d'Hercule, s'en délivre
» lui-même, & étonne autant par cet
» acte de courage, que par l'habileté
» de son opération. Philoctète, blessé
» par un javelot empoisonné, a recours
» à Machaon qui le guérit. Patrocle re-
» tire à Eurypile, son ami, le fer qui
» venoit de le renverser, &c. L'érudi-
» tion de l'auteur est agréable, & agréa-
» ble autant que recherchée. Il observe
» que la chirurgie ainsi considérée, ne
» fut long-tems utile que dans les ar-
» mées; que c'est-là qu'elle naquit &
» se développa, & que ceux qui l'exer-
» çoient étoient des guerriers du plus
» haut rang. Il parcourt toutes les machi-
» nes meurtrières que les hommes ont in-
» ventées pour détruire leurs sembla-
» bles, & toutes les ressources salutai-
» res que l'art opposoit à une telle bar-
» barie. Vient enfin l'époque de l'in-
» vention de la poudre à canon qui a
» donné naissance à un nouvel art, le-

» quel fe perfectionne chaque jour, l'art
» de tuer les hommes avec méthode
» & avec gloire, & qui nous a donné
» la même tâche & la même récom-
» penfe dans l'art de les conferver.

» Les premiers auteurs qui ont écrit
» fur les plaies d'armes à feu fe font
» cru obligés d'imaginer des inftrumens
» particuliers que chacun a préconifés.
» On analyfe fommairement leurs ou-
» vrages fuivant l'ordre des tems où ils
» ont écrit: une critique judicieufe pro-
» nonce fur toutes ces productions.

» La feconde partie du mémoire a
» pour objet l'appréciation des inftru-
» mens dont l'utilité eft indifpenfable
» pour l'extraction des corps étrangers
» des plaies, & fpécialement de celles
» qui font faites par armes à feu. L'au-
» teur les réduit à une fimple pince,
» à une curette, & au tire-fond dont
» l'ufage eft bien borné: on détermine
» avec précifion les cas particuliers où
» il pourroit être utile. Ces trois inf-
» trumens dont on peut fe fervir fépa-
» rément, fe trouvent réunis d'une ma-
» nière très-ingénieufe en un feul; l'au-
» teur en donne la figure à la fin de
» fon mémoire.

» La troifième partie, fuivant le vœu

» de l'académie, expofe les règles de
» théorie & de pratique propres à di-
» riger dans l'ufage des inftrumens def-
» tinés à l'extraction des corps étran-
» gers. Ces règles font générales &
» particulières, & elles font toutes
» étayées des raifonnemens les plus fo-
» lides, & de faits curieux de prati-
» que. La première eft de mettre le
» bleffé dans une fituation pareille à
» celle où il étoit à l'inftant de la blef-
» fure; ce précepte date de la plus
» haute antiquité. *Hippocrate*, *Celfe*,
» *Galien*, *Cælius Aurelianus*, Paul
» d'Egine, l'avoient déjà recommandé.
» Cette attention eft quelquefois un
» moyen d'effacer le trajet & la mar-
» che du corps étranger. On explique
» cette particularité.

» Parmi les attentions préliminaires,
» celle de vifiter les vêtemens du bleffé
» n'eft point omife, tant pour juger
» des morceaux que la balle a pu in-
» troduire dans la plaie, que pour s'af-
» furer fi elle-même n'y feroit pas at-
» tachée.

» Pour donner plus d'extenfion aux
» notions générales qu'on pourroit re-
» garder comme vagues & incomplet-
» tes, malgré la folidité des préceptes,

» l'auteur a fait, fous le titre de cas
» particuliers, fept articles où il confi-
» dère les bleffures les plus remarqua-
» bles que préfente la pratique, avec
» des obfervations relatives aux diffé-
» rentes parties bleffées. C'eft ainfi qu'il
» traite féparément des plaies avec corps
» étrangers à la tête, à la face, au col,
» à la poitrine, au bas-ventre, à la
» colonne épinière, & aux extrêmités.
» On doit concevoir combien ces dé-
» tails offrent de cas variés, d'opéra-
» tions intéreffantes, & de queftions
» difficiles à réfoudre.

» Il eft tems de nommer l'auteur
» d'un ouvrage fi méritant. C'eft M.
» Percy, chirurgien-major du régiment
» de Berry, cavalerie, qui, fuivant l'ex-
» preffion d'Horace, *tergeminis tollitur*
» *honoribus*; il a eu le prix fur les
» queftions des deux années précéden-
» tes. Son premier mémoire a été im-
» primé fous les aufpices de l'acadé-
» mie, & annoncé dans fes program-
» mes, comme pouvant fervir de mo-
» dèle à ceux qui fe propoferoient de
» concourir par la fuite fur les fujets
» donnés pour la perfection de la ma-
» tière inftrumentale. Sa nouvelle pro-
» duction eft digne des premières, &

» le sujet exigeoit encore un plus-grand
» fond de connoissances.

» Ce mémoire se fait distinguer
» même par le choix de sa devise en
» quatre vers latins dont on ne pou-
» voit faire une plus heureuse & plus
» juste application, sur - tout à la tête
» d'une dissertation sur un point in-
» téressant de la chirurgie-militaire ».

Cet utile & recommandable ouvrage
de M. Percy ne verroit pourtant pas
encore le jour pour nous, malgré
l'urgente nécessité de sa publicité, sans
le concours de plusieurs circonstances
qu'il importe fort peu au lecteur de
connoître. Ce qu'il ne faut pas lui laisser ignorer, c'est qu'il en existe une
traduction allemande, imprimée à Stras-
bourg, depuis peu, & faite par M.
Lauth, savant & célèbre professeur
de médecine & anatomie en l'uni-
versité de cette ville, sur le manus-
crit de l'auteur, comme il le dit dans
la préface qu'il y a ajoutée ; c'est que
cette traduction a eu le plus grand succès en Allemagne, & a été promptement répandue parmi les chirurgiens
des armées du Nord ; c'est qu'elle
nous a fourni de grandes facilités pour
cette édition françoise que ne désa-

vouera point M. Percy, & dans laquelle, s'il ne retrouve pas toujours ses propres expreffions, il ne pourra du moins méconnoître l'exacte & fcrupuleufe fidélité, tant dans le fens, que dans la tournure littérale.

On peut avancer que cet ouvrage manquoit à la chirurgie-militaire ; car il n'eft aucun traité fur les plaies d'armes à feu, où les procédés de l'extraction des corps étrangers foient développés d'une manière plus lumineufe & plus fatisfaifante. Quelques auteurs ont accumulé les inftrumens, fans entrer dans aucun détail fur leur ufage, fans expliquer leur manuduction. D'autres fe font bornés à la cure médicamenteufe, & ont gardé le filence fur les opérations inftrumentales & préliminaires qu'elles exigent fouvent. *Ramby* mérite particulièrement ce dernier reproche, & l'on pourroit le faire prefqu'avec autant de raifon à *le Dran, Defport, Loubet, Bagieu, Ravaton,* &c. Quand on aura lu & étudié l'ouvrage de M. Percy, on fe fentira plus confiant, plus raffuré auprès des bleffés ; quel que foit le cas, en quelque lieu que fe trouve placé le coup de feu, on en aura déjà vu des exemples

parmi ceux qu'il a rapportés, & lorſqu'on ſera bien imbu, bien pénétré des
préceptes qu'il donne, on n'éprouvera
plus cette fluctuation, cette incerti-
tude que laiſſe la lecture des autres
écrivains.

Au reſte, M. Percy ne pouvant ſortir de ſon ſujet, s'eſt borné à la choſe
inſtrumentale relative aux plaies d'armes à feu, & n'a parlé que d'une manière incidente & ſurérogatoire du traitement qu'exigent ces plaies, lorſqu'une
fois elles ſont délivrées des corps étrangers dont elles étoient compliquées.
C'eſt pourquoi nous avons cru rendre
ſervice aux chirurgiens en inſérant ici
des mémoires propres à les diriger
dans ce traitement, & nous en avons
ſur - tout choiſi deux que quelques-
uns reverront avec plaiſir, & dans leſquels les autres trouveront tout ce qu'ils
ont beſoin d'apprendre. Au moyen
d'une telle réunion, les chirurgiens-
militaires qui ne peuvent emporter
avec eux que très - peu de livres,
ceux des petites villes & des campagnes qui ne peuvent en faire une
grande collection, tous enfin rencon-
treront dans celui que nous leur offrons ce qu'il eſt eſſentiel de ſavoir,

ce qu'il importe de pouvoir se retracer en un instant, pour porter à un blessé les secours efficaces que l'humanité & la patrie ont droit d'attendre de nous.

INDICATION

Bibliographique & Chronologique des auteurs qui ont traité ex professo des plaies d'armes à feu.

FERRY, en	1540.
Amb. Paré,	1545.
Maggius,	1548.
Rota,	1555.
Botal,	1560.
Paulmier,	1568.
Joubert,	1570.
De la Corde,	1574.
Duchefne, *aliàs* Quercetan,	1576.
Filioli,	1578.
Paracelfe,	1581.
Le Lièvre,	1583.
Guillaumet,	1583.
Pauget,	1590.
Moëgling,	1594.
Lebzelter,	1595.
Veyras,	1598.
Bofcus,	1603.

Heifler,	1744.
Poiffonnier,	1746.
Defport,	1749.
Loubet,	1753.
Boucher,	Mémoires de
La Martiniere,	l'Académie
Bordenave,	de
M. Andouillé,	Chirurgie.
Bagieu,	1756.
Ravaton,	1768.
M. Schmitt,	1787.
M. Thomaffin,	1788.
M. Percy,	1792.

Egregios duces
Bellorumque animas immeritas mori, &
Vitæ prodiga pectora
Nunc fervare opus eft.

GABR. MADELENET.

Nota. Le Lecteur voudra bien obferver que la première partie de ce livre ayant été compofée pour le concours, elle doit être revêtue des formes académiques, formes dont on n'a ofé fe permettre de la dépouiller, & que l'on s'eft contenté d'atténuer très-peu au commencement.

MANUEL

MANUEL

D U

CHIRURGIEN-D'ARMÉE.

PREMIÉRE PARTIE.

L'ACADÉMIE de Chirurgie, pour-
suivant le plan de réforme qu'elle veut
établir dans la matière instrumentale
si abusivement, si dangereusement compliquée, n'a pu jetter les yeux sur la
multitude d'instrumens inutiles, & souvent absurdes, usités pour l'extraction des
corps étrangers des plaies, & sur-tout de
celles qui sont faites par armes à feu,
sans délirer, sans proposer *que le nombre
en fût restreint ; que l'on appréciât ceux
dont l'utilité est indispensable, suivant la
différence des cas, & que l'on proposât
les régles de théorie & de pratique* qui
doivent diriger dans leur *usage.*

C'est à la discussion de ce sujet devenu plus important que jamais, que

A

cette favante compagnie appelle de toutes parts aujourd'hui l'émulation, l'expérience & le génie, & qu'elle attache le féduifant attrait de la palme académique. Elevé dans les camps, formé au milieu des armes, quel autre doit fe faifir avec plus d'empreffement d'une queftion qu'il convient fur-tout à un chirurgien-militaire de traiter? Je vais donc, dans les loifirs d'une paix, hélas! trop incertaine, préparer, fi je puis, de nouveaux fecours aux guerriers; je vais m'efforcer de leur rendre plus précieux encore un art dans le fein duquel ils ont tant de fois trouvé & leur falut & des confolations.

Que la poéfie mêlant fes fleurs aux lauriers de la victoire, célèbre leur vaillance & leur grand cœur! que l'hiftoire confacrant leurs brillantes actions, faffe paffer leurs noms à la poftérité la plus reculée! plus modefte dans fon tribut, la chirurgie médite en filence les moyens de prolonger leurs jours, de les rendre aux combats & à leur patrie. Il eft beau, fans doute, de faire vivre les héros pour les races futures; mais n'eft-il pas plus effentiel de les conferver pour la génération préfente? en les arrachant aux dangers de leurs bleffures, leurs triomphes deviennent notre ouvrage: la vie qu'ils tiennent de nous, nous associe en quelque façon à leur gloire; & chaque service que reçoit d'eux la patrie, est un présent dont elle est encore redevable à nos soins. Cette idée ennoblit de plus en plus la chirurgie à mes yeux; elle m'élève l'ame, elle échauffe mon zele, & me fait oublier la médiocrité de mes talens pour ne plus me laisser appercevoir que le bonheur d'être utile aux braves gens parmi lesquels j'ai toujours vécu, & la flatteuse espérance de remplir les vues d'une société respectable dont la sollicitude patriotique égale les lumières & la juste renommée.

Conformément au triple chef que présente le programme académique, ce mémoire sera divisé en trois sections.

Dans la première, je ferai une exposition succinte des divers instrumens dont on s'est servi jusqu'à présent pour extraire les corps étrangers des plaies, & principalement de celles d'armes à feu.

Dans la seconde, je réduirai ces instrumens, la plupart superflus, à un petit nombre d'une nécessité incontestable; je motiverai la suppression & le choix que j'aurai fait & indiquerai la construction de ceux que j'aurai cru devoir retenir & préférer.

La méthode générale & particulière
d'employer ces derniers, sera expliquée
dans la troisième section que je subdivi-
serai en plusieurs paragraphes dans lesquels
les cas les plus remarquables de la pratique viendront joindre l'exemple à la
leçon.

PREMIÈRE SECTION,

*Tableau rapide des différens instru-
mens qui ont été successivement imaginés & usités pour extraire les corps
étrangers des plaies, & spécialemént
de celles qui sont faites par armes
à feu.*

§. 1. ON attribuoit encore à la co-
lère des dieux les maladies dont les
hommes étoient frappés, & les autels
fumoient de sacrifices expiatoires, lorsque la chirurgie s'étoit déjà rendue célèbre par la cure des plaies, & par des
opérations également hardies & salutaires (a). J'aime à me rappeler ici que
l'instant où commença cet art, fut ce-

______

(a) Vid. *Senec. Epist. ad Lucil.* XCV. &
Celsum de Medic. Præf. pag. 2.

lui où quelqu'un, percé d'un corps étranger, invoqua le secours de son semblable pour le lui arracher, & que ce service qui signala sa naissance, décida presque seul des honneurs qui dans la suite lui furent décernés (*a*). Il suffisoit autrefois d'extraire avec adresse les traits, & de verser sur les blessures des baumes bienfaisans, pour devenir cher aux humains, pour être comblé de leur reconnoissance & de leur vénération.

Namque aliis unus, multis est æquiparandus
Vir medicus, qui infixa perite excidere tela
Vulneribusque superdare mitia pharmaca
novit.   Homer. Iliad. liv. XI.

Les vestiges que l'on rencontre de la chirurgie dans les auteurs de l'antiquité, ne nous l'offrent que sous ce simple aspect. Chiron, blessé par un dard, malheureusement tombé des mains d'Hercule, s'en délivre lui-même, & étonne autant par cet acte de courage que par l'habileté de son opération. Ménélas, atteint par la flèche de Pandare, & Philoctète par un javelot empoisonné, trouvent leur guérison dans l'expérience de Machaon. Patrocle retire à Eurypile son

____

(*a*) *Sextus adv. Math. lib.* 1, *cap.* 2.

ami, le fer qui venoit de le renverfer. Critobule enlève de l'œil du roi de Macédoine la flêche décochée par le trop fameux After. Je fuis même tenté de croire avec Sextus (*a*), que le mot ιατρός *médicus* a tiré fa fource de ια, qui fignifioit anciennement *fagitta*, & des fonctions primitives de ceux pour qui il fut créé.

§. 2. La chirurgie ainfi confidérée ne fut long-tems utile que dans les armées; c'eft là qu'elle naquit, c'eft là qu'elle fe développa; & ceux qui l'exerçoient étoient fouvent eux-mêmes des guerriers (*b*). Elle refta inconnue tant qu'on

---

(*a*) *Id. ibid.*

(*b*) Je ne puis réfifter au plaifir de tranfcrire ce paffage dans lequel Homère peint la confternation des grecs, lorfque Machaon fut bleffé fur les rives du Scamandre, & leur empreffement à mettre fes jours en fûreté. O Neftor! leur fait dire ce poëte inimitable :

Age, tuos currus confcende; juxtàque Machaon Afcendat: adque naves celerrimè dirige folidos ungulis equos.

C'eft le premier & le plus bel hommage qu'ait reçu la chirurgie. Il retrace à ma penfée cette fcène attendriffante de Paré fur la breche, au fiege de Metz, où preffé dans les bras des généraux, béni des foldats & ranimant par fa préfence la garnifon découragée, il entend re-

ne se battit qu'avec les ongles, les poings
& les dents, premieres armes qu'employa
la férocité des humains (*a*) : les bâtons
& les pierres dont on se servit ensuite,
la laisserent encore dans le néant. Ce
furent les lances, les épées, & tous ces
projectiles meurtriers qu'inventa l'art af-
freux de se détruire, qui fondèrent son
existence & préparèrent ses progrès.

§. 3. L'instinct porta d'abord à recourir aux doigts & aux dents pour retirer les corps étrangers, puis on em-
prunta d'autres moyens, d'autres instrumens, que l'impérieuse nécessité fit bientôt découvrir, & auxquels la superstition
ne tarda pas à mêler le dictame & le
gui de chêne, remèdes jadis sacrés, quoique d'une efficacité purement imaginaire.
Enfin pendant la longue guerre du Pé-
loponèse, la chirurgie s'appropria une
sorte de tenaille extractive que l'on nom-
ma *Belulcum*, de βέλος, en latin *Telum*,
parce qu'elle étoit particulièrement desti-
née à extraire les flèches & les traits.

---

tentir autour de lui ce cri si touchant & si
flatteur : « Il est enfin arrivé notre ami, notre
» ange tutélaire : nous ne risquons plus de mou-
» rir de nos blessures ».

(*a*) *Arma antiqua manus, ungues, dentesque
fuerunt.*   Lucret. lib. V.

§. 4. Hippocrate fit ufage de ce nouvel inftrument dans les nombreufes campagnes où il fervit (*a*); & quoiqu'il ne l'ait pas formellement défigné, il l'a recommandé en plufieurs endroits de fes ouvrages. On voit même qu'il y eut recours plus d'une fois pour retirer des plaies les corps orbes lancés par les frondeurs, efpèce de troupes affez communes de fon tems (*b*).

§. 5. Mais le *Belulcum* ayant paru à Dioclès de Carifte, fucceffeur immédiat de ce grand homme, peu propre à extraire les traits d'une certaine largeur, il inventa une forte de canal creux, fendu

----

(*a*) Non-feulement il fuivit les armées, mais il exige que les jeunes médecins les fuivent comme une carrière féconde en occafions d'obferver & de s'inftruire. *Lib. de Med. lib. de Off. Med. & paffim.*

(*b*) Pline, lib. 7, affure que les phéniciens & les Syriens furent les inventeurs de la fronde. Végéce, *de re militari*, *lib. 2*, & Strabon, *Geor. lib. 3*, vantent les frondeurs de quelques îles de la mer d'Efpagne appelées depuis eux *infulæ Baleares*. On connoît ce vers de Virgile :

Stupea torquentur Balearis vertera fundæ.

Georg. lib. 1.

Les frondeurs lançoient avec beaucoup d'adreffe des pierres rondes & des balles de plomb, comme il fera dit ci-après.

à sa partie inférieure, & terminé à la supérieure par deux crochets en forme de poignée, & il l'appela *graphiscos*, machine singulière, que Celse n'a décrite que d'une manière assez obscure, & dont nul écrivain n'a encore donné une explication bien satisfaisante (*a*).

§. 6. Tels furent les instrumens auxquels la chirurgie extractive se vit bornée pendant une longue suite de siècles. Ce fut sous celui d'Auguste & pendant les guerres qu'il eut à soutenir, que Héras de Cappadoce, peu content de leur effet, & les trouvant insuffisans dans trop de cas, imagina ces fameux becs-de-canne qui nous sont parvenus, & qu'on a depuis modifiés de tant de façons (*b*).

______

(*a*) J'ai une figure véritable du graphiscos, tiré du livre de Pollux & Philoxène, sur les anciens instrumens; mais elle seroit déplacée ici. Tous les auteurs qui ont essayé de faire représenter cet instrument se sont trompés, & je ne vois qu'André de la Croix qui ait eu la bonne foi d'en convenir. Ecoutons ce qu'il dit à ce sujet: *Tale dioscleum à Celso sub magna verborum obscuritate describitur, & si illud in nostrâ officina delineavimus, hoc adamussim non intellexisse fatemur: vos igitur, studiosi juvenes, obsecramus, ut adinventâ Dioclis veritate, eam sensate designetis.* Lib. 6, sect. 1. pag. 129.

(*b*) Vid. And. à Cruce lib. 7, sect. 1, p. 133.

A v

Ceux-ci prévalurent aifément; & la riche collection de Portici attefte aujourd'hui la vogue dont ils jouirent parmi les chirurgiens des légions romaines.

§. 7. A ces inftrumens on en affocia d'autres, foit pour les remplacer, foit pour en favorifer l'action; & il paroît par ce que nous connoiffons de la chirurgie de ce tems-là, que l'extraction des corps étrangers commença feulement alors à être foumife à quelque méthode.

§. 8. Celfe nous apprend que pour mettre une plaie à l'abri des pointes d'une flèche que l'on vouloit en retirer, ou en écartoit les parois avec un dilatatoire fait en V, que quelquefois on écrafoit ces pointes avec une forte tenaille, ou qu'on les cachoit entre deux *calamus* fendus par le milieu; que l'extraction des glands de plomb & des pierres que lançoient les fuftibulateurs & les lithobales (a), s'opéroit dans les parties char-

____

(a) Voici ce que dit Végèce de cette claffe de guerriers que l'on plaçoit ordinairement au cinquième rang, lorfqu'on rangeoit l'armée en bataille :

In quintâ acie ponebantur interdum fitr *robcliftæ, manubaliftarii; fundibulatores qui fuftibalis lapides teretes jaciunt... Et quid enim primis ordinibus accidiffet, de*

nues, par les pinces ou les doigts seuls, & dans les os, lorsqu'ils y étoient engagés, par le trepan qu'on appliquoit à côté (*a*). C'est dans l'ouvrage de cet élégant romain que résidoit ce germe de nos connoissances actuelles auquel il a fallu tant de tems pour éclore.

§. 9. A travers les lambeaux qui nous restent des auteurs qui sont venus après lui, n'espérons pas rencontrer rien d'intéressant sur le sujet qui nous occupe. Ce que les *Soranus*, les *Archigenes*, les *Héliodore*, les *Léonides*, les *Rufus*, ont pu dire de l'extraction des corps étrangers, a péri avec eux ; & *Galien* lui même, si diffus sur tant d'autres points de la chirurgie, à peine sur celui-ci nous a-t-il laissé quelques foibles notions.

Ne nous plaignons point du silence d'Oribase, il ne fut qu'un froid compilateur. Il faut franchir un espace de plusieurs siècles avant de faire la moindre découverte relative à l'extraction des corps étrangers ; encore trouve t on l'art assez peu avancé sur cette partie (*b*).

---

harum viribus reparationis spes tota pendebat: De re Militari, cap. XIV, lib. III.

(*a*) Celf. de Med. lib. VII, cap. V.

(*b*) Peut-être me reprochera-t-on de m'arrêter ainsi aux siècles où l'on se servoit en-

§. 10. Paul d'Egine parle pour la première fois de l'*atraction* pour reti-

---

cre de l'arc & de la javeline, armes tombées en défuétude dans notre continent, au lieu de paffer d'abord à celui où l'on a cru que l'ufage de la poudre avoit fourni à la chirurgie d'autres plaies à traiter & d'autres corps étrangers à extraire. Mais j'ai penfé qu'une férie chronologique des différens inftrumens extractifs employés depuis la naiffance de l'art jufqu'à nous, ne pouvoit déplaire, & qu'avant de parler de ce qu'eft de nos jours la pratique inftrumentale des plaies d'armes à feu, il étoit à propos de rappeler ce qu'étoit celle des plaies produites par les anciennes armes à jet. Les catapultes & baliftes, chargées de cailloux, de balles de fer, de plomb, &c. comme elles l'étoient quelquefois, devoient produire les mêmes bleffures que nos canons chargés à mitrailles & à cartouches. C'eft le fentiment de M. Folard, (Commentaire fur Polybe, art. XXII.) & l'idée que donnent de ces machines & de leur effet, Végèce, Diodore de Sicile, Procope, Appien, &c. jointe à la mention que font Hippocrate, Celfe, Paul d'Egine, de l'extraction des balles de divers métaux entrées dans les chairs & jufques dans les os, rendent ce fentiment plus que probable. Le mot *miffilia* (voyez *Tacite de Mor. antiq. German.*) s'étendoit également aux traits & aux balles lancés par les machines projectiles (je parlerai plus loin des frondes). Il falloit donc rapprocher les deux états de l'art d'extraire les corps étrangers des plaies, pour voir fi l'un n'avoit pas eu quelqu'influence fur l'autre.

rer les flèches trop fortement arrêtées dans les chairs. Cet instrument digne de la barbarie de son tems, étoit une sorte d'arbalête à laquelle on attachoit la flèche, & dont la brusque détente l'arrachoit soudain, quelle que pût être sa résistance. Il a indiqué les propulsoires mâles & femelles dont personne avant lui n'avoit fait mention; la nécessité de trépaner & de faire des excavations avec le *scalpre excisoire* autour d'un corps incrusté dans un os, lui étoit connue: il a conseillé le *Belulcum*, & ce qu'il a dit des balles de fer, de plomb & d'étain, prouve combien leurs blessures & l'occasion de les extraire étoient déjà fréquentes de son tems (a).

§. 11. La chirurgie exilée parmi les Arabes, peuple belliqueux & avide de conquêtes, devoit, ce semble, y faire quelques progrès dans la manière d'extraire les corps étrangers. Cependant elle n'en fit aucun, & Albucasis, pour opérer les cures délicates & surprenantes qu'il a communiquées en ce genre, n'employa que les instrumens grossiers que lui avoient transmis les Grecs, & auxquels

____

(a) Lib. VI, cap. LXXXVIII.

Rhazès & Avicenne s'étoient contentés de faire de légers changemens.

§. 12. Elle reparut enfin sous le ciel heureux qui devoit la faire revivre; mais Constantin l'africain l'y rapporta avec toutes ses imperfections, & elle tomba dans des mains qui ne firent que la défigurer de plus en plus.

§. 13. Ce fut aux applications sympathiques & aux enchantemens, que l'on confia l'extraction des corps étrangers. Au lieu de se servir de leurs instrumens, on vit les chirurgiens à genoux devant les blessés, tentant la divinité par les formules de prières les plus bizarres, ou préparant dans l'ombre du mystère des emplâtres spagyriques, auxquels certaines paroles devoient imprimer les plus grandes vertus. On retiroit encore les flèches lorsqu'elles étoient entières, non toutefois sans mêler à cette opération les invocations les plus ridicules (a). Quant aux balles on n'osoit y toucher.

____

(a) Il suffit de citer celle que prescrit *Théodoric*, lib. I, cap. XXII. « *Il faut*, dit-il, » *réciter à genoux le Pater trois fois, pren-* » *dre ensuite la flèche avec les deux mains* » *jointes, & dire: Nicodéme a retiré ainsi les* » *clous des pieds & des mains de notre Sei-* » *gneur, alors elle viendra d'elle-même* ».

§. 14. Cependant la fronde, arme offensive de tout tems usitée dans les combats, l'étoit alors plus que jamais. Sous Philippe-Auguste, l'armée des françois en étoit remplie (a), & c'étoit avec des

---

(a) *Voy.* l'hist. de ce roi, par Guillaume le Breton. On y lit ce vers latin :

Funda fudit lapides glandesque rotundas.

D'où je conclus que les balles avoient comme aujourd'hui une forme sphérique & non ovale, comme l'a cru Heister, pour avoir pris trop à la lettre le mot *glans. Inst. Chir. tom. I, cap. de Vuln. Sclop.*

Que les anciens peuples aient chargé leurs frondes de balles de plomb, c'est de quoi on ne sauroit douter : on en voit la preuve dans Salluste, *in Bell. Jugurth. cap. LVII*, dans Tite-Live, *lib. XXXVI*, & dans vingt autres historiens (les Esquimaux ont conservé la fronde). Les frondeurs romains jettoient ces balles avec tant de rapidité, que Sénèque, Virgile, Ovide, Lucrèce, &c. ont dit, & peut-être cru qu'elles se fondoient quelquefois en l'air.

. . . . *Plumbea vero*
Glans etiam in longo cursu volvenda liquescit.
Lucret. lib. VI.

Stridentem fundam positis Mezentius armis
Ipse ter adducta circum caput egit habena.
Et media adversi liquefacto tempora plumbo
Diffidit, ac multa porrectum extendit arena.
Æneïdos, lib. IX.

Cette erreur populaire que le pere Daniel a

globules de plomb ou des petits cailloux que l'on avoit coutume de la charger. Que devenoient après une bataille les infortunés qui en avoient été atteints ? La nature en guérissoit quelques-uns, le reste étoit la victime de la crédule ignorance.

§. 15. Lanfranc s'étant inutilement élevé contre des abus si révoltans, & ayant été chassé de sa patrie par les factions des Guèldres & des Gibelins, il vint les réformer à Paris, où il jetta

---

répétée dans son Histoire de la Milice Françoise, prouve du moins qu'elles avoient assez de force pour percer un membre & s'incruster dans un os.

Les gaulois, toujours en guerre avec les romains, redoutoient sur-tout les blessures qu'ils recevoient des frondeurs. Quand ils étoient atteints d'une balle de plomb ou de pierre, honteux qu'une si petite plaie les mit hors de combat, ils se couchoient sur le ventre & mordoient la poussière de douleur & de désespoir, tandis qu'une large blessure qui les couvroit de sang, ne leur inspiroit que plus de fierté & de courage. *Non tam patentibus plagis moventur... ubi latior quâ altior plaga est, etiam gloriosiùs se pugnare putant... iidem quum aculeus sagittæ aut glandis abditæ, introrsùs tenui vulnere in speciem ucit, tùm in rabiem & pudorem, tam parvæ pestilentis pestis versî prosternunt corpora humi.* Tit. Liv. lib. XXXVIII cap. XXI.

parmi les *myres* les fondemens d'une pratique plus raifonnable (*a*). Graces à ce célèbre transfuge, & à l'accueil qu'il reçut du généreux *Pithard*, l'art commença à fecouer fes haillons méprifables, & n'attendit plus de l'effet des topiques & des charmes, la fortie des corps étrangers.

§. 16. Cependant on ne l'opéra encore que d'une manière bien imparfaite. La doctrine des arabes dominoit, & leurs inftrumens étoient les feuls que l'on connût. Gui de Chauliac en propofa de huit fortes, au nombre defquels on eft bien furpris de retrouver l'*atraction* grec qu'il appela *balifte*. Il confeilla la tarrière pour enlever un corps étranger implanté dans un os, & plufieurs dilatatoires pour lui frayer une plus large iffue, lorfqu'il eft dans les chairs. Ce n'étoit que répéter ce qu'*Albucafis* & *Avicenne* avoient dit trois cens ans auparavant à l'occafion des

____

(*a*) La chirurgie françoife a plus d'obligation qu'elle ne penfe à Lanfranc. Avant lui on n'avoit encore rien écrit fur notre art. Les prêtres-médecins en laiffoient l'exercice à des laïcs fans favoir & fans adreffe. Il donna l'exemple le premier, & dépouillant le fot orgueil de fes collégues, il fit des opérations, & apprit aux autres à en faire.

flêches; & le reftaurateur de l'art ne fut
à cet égard qu'un inutile plagiaire.

§. 17. Mais hâtons-nous d'arriver à
cette époque également incertaine & mémorable (*a*), où l'invention de la poudre
vint ouvrir à la chirurgie une carrière
dans laquelle il eft principalement de
mon objet de la confidérer.

Les guerriers avoient dépofé l'arc &
la lance pour prendre le moufquet &
le fufil. On ne rencontroit plus guère
fur les champs de bataille, de bleffés qui
fuffent hériffés de flèches & de javelots.
Le corps invifible qui les avoit pe cés
reftoit caché dans la plaie, & attendoit
qu'une main fecourable vînt l'y trouver.

Ces bleffures qui ne devoient point
être nouvelles pour les chirurgiens, puifque les catapultes & la fronde leur en
avoient déjà offert de femblables (*b*),

(*a*) Les uns la fixent à l'an 1380. *Vid.*
Polyd. Vergil. de inven. rer. lib. II, c. X;
d'autres la font remonter plus haut; ce que
l'on croit communément, c'eft que les vénitiens
la mirent en ufage avant aucun autre peuple,
à la bataille de Chiofa contre les génois.

(*b*) Plaut. *in Cur.* dit, *hac enim (Cata-*
pulta) glandes, globulos, lapides & fimi-
lia excutiebant quæ corporibus infixa ma-
gnam ftragem inferebant.

leur cauferent néanmoins les plus vives alarmes, & les moyens qu'ils employèrent d'abord pour les guérir, furent mille fois plus meurtriers que les armes qui les avoient faites.

§. 18. L'Italie qui fut le théâtre des premiers ravages de la poudre à canon, n'eut pourtant la gloire d'aucune découverte utile pour les réparer. On y maudit en vers pompeux & menaçans le coupable auteur des nouvelles machines explofives (*a*); on y arrofa les plaies avec l'huile bouillante; les inftrumens les plus informes furent employés à en extraire les corps étrangers, & fouvent encore on fe repofa de ce foin fur l'efpoir des miracles, & la foi trompeufe de la magie.

§. 19. Il étoit réfervé à l'Allemagne d'oppofer les fages reffources d'un art confervateur aux terribles effets d'un art qui n'exifte que pour la deftruction; & ce fut de fon fein, quoiqu'inculte & fauvage, que fortirent la plupart des inftrumens extractifs dont on fit ufage dans la fuite.

(*a*) *Impius ille fator fcelerum, humanæque falutis*
Perverfor ftigius, teli exitiabile monftrum
Iftud adinvenit. . . . . . .
Machina tartareis erecta ab fedibus ufque eft
Ultricum inftinctu furiarum in luminis oras!
Bocchius ex Arioft.

En 1517, maître Jean de Gersdorf en publia plusieurs dans son traité de *Chirurgie-Pratique*. On y voit des *tire-fonds* très-bien faits, un entr'autres, dont la cannule se termine par trois petites pointes propres à assujettir la balle pendant qu'on la perce, avec la mêche spirale, ce qui annonce la sagacité qu'avoient déjà les chirurgiens de son pays & de son tems, & enlève le mérite de cette idée à certains auteurs qui ont voulu se l'attribuer. On y trouve aussi différens tire-balles rostriformes, tels que le *bec de grue* & celui de *corbin*; une curette droite, & une autre dont le cuilleron est recourbé; enfin des dilatatoires doubles & à bascules, proscrits depuis, avec raison, par la saine chirurgie.

Avec ces instrumens, les mêmes pour la plupart dont on se sert encore de nos jours, si on avoit mieux senti le besoin des incisions, qu'eût-il manqué à la pratique de l'extraction des corps étrangers?

Gualther Riff, écrivain injustement calomnié par M. de Haller (a), ne chan-

____

(a) Etrange contradiction! M. P... dans son Histoire de l'Anatomie & de la Chirurgie, dit que Riff est très-estimé de M. de Haller; & celui-ci l'a appelé vagabond, plat compilateur;

gea rien à leur conſtruction, ni à leur nombre. Il les fit repréſenter dans ſes œuvres, tels qu'ils ſont dans celles de Gerſdorf, & il paroît qu'il n'en exiſtoit point d'autres parmi les allemands ſes contemporains.

§. 20. La chirurgie italienne s'étant tout-à-coup éveillée de ſa longue léthargie, s'attacha auſſi de ſon côté à imaginer des moyens propres à l'exéréſe des plaies d'armes à feu.

Alphonſe Ferri en propoſa deux qui ne méritoient aſſurément guère de lui ſurvivre. Il appela le premier *ſonde annulaire, ſpecillum annulare*; c'étoit un gros ſtylet d'argent, briſé, d'un pied de long (a), terminé inférieurement par un bouton ſphérique, au-deſſus duquel étoit une ouverture pour le paſſage d'un ſéton, & ſupérieurement par un anneau applati dont le bord interne étoit un peu tranchant, afin de mieux retenir la balle.

Bibl. Chirurg. Riff méritoit un traitement plus doux, ſur-tout de la part de ſon illuſtre compatriote. Pour le tems où il a écrit, il n'a pas ſi mal écrit, & il n'a pas laiſſé après lui une mauvaiſe réputation.

(a) *Longitudine verò duorum dodrantium.* Le dodrans étoit la longueur de douze doigts, ce qui revenoit à ſix de nos pouces.

Le fecond porta le nom même de l'auteur, *Alphonfinum*. C'étoit une tenaille à trois branches réunies à leur origine, & qu'une virole mobile ferroit enfemble, lorfque leurs mors dentelés avoient faifi leur proie. L'afpect feul de ces inftrumens eft effrayant, & on ne conçoit pas qu'ils aient jamais été de quelque ufage (*a*); car enfin, à moins d'atteindre la balle précifément par fon équateur, comment pouvoit on la retirer avec le *fpecillum annulare?* Et l'*alphonfin* fi matériel, fi embarraffant, comment parvenoit-on à le faire agir au fond d'une plaie rarement rectiligne, & à laquelle on n'ofoit alors donner aucune étendue? auffi furent-ils fi peu eftimés, même du tems de *Ferri*, qu'on leur préféra ceux des allemands, auffi-tôt que le commerce des deux nations & la rencontre des guerres les eurent fait connoître (*b*).

§. 21. Quelques-uns de ces derniers trouvèrent dans *Maggius* un cenfeur redoutable, cet ennemi du fyftême abfurde

---

(*a*) Voyez-en les figures dans fon *Traité de Vuln. Sclop.* lib. II, pag. 20 & 22.

(*b*) André de la Croix avoue que c'étoit de ce peuple que les italiens tenoient leurs inftrumens, tels qu'il les a fait graver. *Præf. ad Lect. pag.* 1.

de la brûlure & de la vénénofité des plaies
d'armes à feu, adopta le tire-fond à
cannule pour les balles incruftées dans la
fubftance des os, la curette lui parut auffi
utile en certains cas. Mais il blâma les
tenettes, parce qu'elles dilatoient dou-
loureufemenr les plaies & exigeoient
qu'on leur ouvrît une large voie par des
incifions que perfonne n'ofoit encore ha-
zarder. Il vouloit qu'on leur fubftituât les
crochets qui n'ont, felon lui, aucun de
ces inconvéniens, & l'emportent en avantages fur tous les autres inftrumens ; ou
bien qu'on fe fervît d'une efpèce de pincette de fa compofition, dont les branches amovibles, & pourvues chacune
d'une petite curette, pouvoient s'introduire féparément dans la plaie, & y être
enfuite affemblées par un clou commun ;
pincettes ingénieufes, fans doute, & dignes, à mon avis, d'être vengées du profond oubli où elles font reftées jufqu'à
préfent. Du refte, ces becs de canne &
de corbeau, de gigantefque figure, gra-
vés à la fin de fon traité, & qui fe ferrent par un écrou, ou font chargés de
dents énormes, ne furent point avoués
de l'auteur ; c'étoient les inftrumens ufuels
d'alors, & comme il ne les aimoit pas,
il ue les avoit peut-être fait repréfenter

que pour en mieux montrer les abus &
les dangers (*a*).

§. 22. Telle eſt la deſtinée des ſciences & des arts, ſemblables à un vaiſſeau
luttant contre la tempête, & qui s'abîme
dans les flots à l'inſtant même où il alloit
en triompher; l'action & la réaction des
opinions contraires les agitent preſque
ſans ceſſe, & la vérité prête à les éclairer eſt auſſitôt obſcurcie par les préjugés
& l'erreur. On ne regardoit plus guère
les plaies d'armes à feu comme vénéneuſes, ni comme cautériſées, & la chirurgie marchoit à grands pas vers un traitement plus doux & plus méthodique,
lorſque François de Rota, ranimant la
perfide doctrine de Devigo, arrêta ſes
progrès, & la rendit auſſi cruelle qu'elle
avoit été cinquante ans auparavant. Il
défendit d'extraire les balles avec les crochets, & ſoutint que, vu la forme globuleuſe de ces corps, & la laxité qui arrive par l'attrition aux parties dans leſquelles ils ſont cantonnés, il étoit impoſſible qu'ils ne leur échappaſſent pas.
Cependant il en propoſa un de ſon invention, mais ſeulement pour enlever

---

(*a*) Vid. *ejus Tract. de Vuln. Sclopet.* in
collect. *Geſner.*

les morceaux d'étoffe & les pièces d'armure que la balle auroit entraînés. C'étoit une érigne simple ou multiple, selon le besoin, dont il cachoit les pointes dans une gaîne de métal pour empêcher les parois de la plaie d'en être piquées. Ainsi qu'à Maggius, les tire-balles à bec d'oiseau lui avoient toujours paru dangereux, & cependant il ne laissa pas de conseiller pour retirer les balles de la cavité du bas-ventre & de la poitrine, une sorte de grosse pince ou de *speculum* à trois branches que le médecin *Cannanus* avoit depuis peu fait connoître, & que l'on appeloit *rochetta*; enfin il mêla dans un ouvrage qui n'eût pas dû voir le jour, à très-peu de vues utiles, tant de préceptes erronés, qu'il pensa retirer sur la véritable pratique des plaies d'armes à feu, le rideau que la chirurgie n'avoit encore fait que soulever (a).

____

(a) *Vid.* ejus tract. de Tormentarior. *sive* archibusior. vulner. naturâ & curat. cap. XIX & Cap. XXIII. Le traité *de Sclopet. Vuln.* de François Plazzoni est encore plus mauvais que celui de Rota. Que l'on se garde bien de le lire : c'est ce qu'il y a de plus faux & de plus mal raisonné sur cette matière. L'auteur n'avoit suivi les armées que trois mois, comme il l'avoue dans sa préface, & ce fut à son re-

§. 23. Léonard Botal eut mérité le même reproche, s'il n'avoit embrassé sur la nature de ces plaies une opinion toute différente ; car les instrumens qu'il indiqua pour en extraire les corps étrangers, n'étoient nullement propres à faire avancer l'art de les traiter convenablement. Il condamna, il est vrai, l'*alphonsin*, mais il n'épargna pas davantage le tire-fond à cannule sur l'utilité duquel les opérateurs avoient jusque-là presque tous été d'accord ; & il vanta de nouveau ces tenailles à écrou, ces longues pinces armées de dents, & ces becs de grue dont la proscription sembloit déjà consommée. Il enseigna aussi à se servir d'un stylet flexible pour faire la recherche d'une balle égarée dans les capacités thorachique & abdominale, & d'une sonde applatie par un bout où il falloit la recourber plus ou moins, pour l'amener à l'entrée de la plaie ; moyens pleins de risques & d'incertitudes, & pourtaut plus excusables que celui de Rota. (a).

---

zour que le *Scribendi Cacoëthes* lui dicta cette misérable production, lquée je ne sais pourquoi, de l'historien de l'anat. & de la chirurg.

(a) *Vid. ejus tract. de curand. vulnerib. sclopetor.* cap. II, XVII, &c.

Si l'on consulte les planches d'*Horace Mo*-

§. 24. Mais tandis que ces versatiles auteurs faisoient subir de si promptes vicissitudes au manuel de l'extraction des corps étrangers des plaies d'armes à feu, quels étoient les procédés des françois, & à quels instrumens avoient-ils recours ? Hélas ! on sait en quel état se trouvoit alors parmi eux un art qu'ils ont ensuite cultivé avec tant de gloire & de succès. Les œuvres de Chauliac, leur guide ordinaire, ne contenoient rien sur cet objet dont ils pussent profiter : celles de Devigo que leur avoit traduites Nicolas Godin, étoient une source empoisonnée ; la compilation de Jean Tagault les ramenoit aux principes arabesques & aux antiques expédiens de l'évulsion des flèches. Ne pouvant entendre la langue de leurs voisins, ils participoient difficilement à leurs lumières, & n'en recevoient de loin en loin que de foibles étincelles. Enfin s'éleva au milieu d'eux un de ces génies rares que la nature semble tenir

---

rus, de *Gabriel Ferrara*, & l'ouvrage d'*Hippolyte Boschius ou Boscus*, comme l'ont appelé quelques biographes, on verra que malgré la dissention des auteurs précédens, les tireballes primitifs n'en restèrent pas moins les mêmes.

en réferve pour la gloire & le bonheur
de quelque fiècle ; Ambroife Paré fe
montra, & la chirurgie françoife humi-
liée, éperdue, ne connut bientôt plus
de rivales. Le traitement des plaies d'armes à feu fixa d'abord les regards de ce
praticien célèbre ; & fi le hazard fut de
moitié dans la révolution qu'il y opéra (*a*), on peut dire que fon induftrie
fit feule le refte. Il acheva d'anéantir la
cruelle pratique de la cautérifation, &
imagina des tire balles particuliers dont
on commença à faire ufage : le premier
fut une pincette à branches coudées à laquelle il ne manqua pour être parfaite
que d'avoir des anneaux, ce qui l'eut
rendue plus facile à manier ; il la pref-
crivit furtout pour retirer les petits corps
étrangers, comme *dragées*, *mailles*,
efquilles, pièces d'habits ; vinrent enfuite d'autres pincettes bien différentes
de celles des italiens, qu'on l'accufa d'a-
voir copiées, parce qu'en effet il avoit
appris plufieurs chofes de ce peuple dans
le cours de fes voyages (*b*). Il faut voir

(*a*) On connoît fon hiftoire du Pas de Suze
& du château de Villane.

(*b*) Dans celui de Turin principalement.
Voyez l'aveu qu'il en fait dans l'apologie de
fes voyages.

dans fon livre même la figure de fon *bec* de *tézard* pour les balles applaties, & celle de fon *bec* de *perroquet* pour les pièces de harnois trop adhérentes. Il adopta le tire-fond à cannule, ainfi que les dilatatoires, & malgré l'inutilité & l'imperfection de quelques-uns de ces moyens, telle fut la doctrine de ce père de la chirurgie françoife fur un fujet abfolument neuf dans fon pays, que quiconque la fuivroit encore aujourd'hui, rifqueroit peu de s'égarer (a). Cependant on n'ignore pas quels adverfaires cette doctrine lui fufcita, & de combien de perfécutions elle fut le fignal. Le champ qu'il venoit de défricher, fut un champ de difputes & de débats. Joubert, Chaumet, Poget, y marchèrent fur les pas de l'illuftre réformateur; mais Gourmelin, d'Alechamp, Riolan, voulurent en effacer jufqu'aux traces, & l'on vit les Delacorde, les Duchefne, les Paulmier, les Compagnon, les Filioli, athlètes fans nom & fans vigueur, fe ranger tour à tour fous la banière de ces injuftes perfécuteurs. Le choc des opinions s'étendit fur les inftrumens: chacun propofa les fiens;

______

(a) *Voyez* fes livres, fes difcours & fon apologie fur les plaies d'arquebufades.

& dans la foule que l'on en produisit, les moins mauvais furent encore ceux que l'on avoit imités dans les œuvres même de l'homme à qui l'on portoit tant d'envie (*a*). Enfin Guillemeau vengea

---

(*a*) Le tems a fait oublier ces horreurs, ces injustices, le limon grossier des passions s'est déposé en roulant à travers les siècles, & la vérité a surnagé.

On a cependant encore répété, depuis peu, d'après Gourmelin, Riolan & Nicolas Andry, que Paré avoit eu besoin de quelques médecins pour composer son ouvrage, & que son traité sur les plaies d'arquebusades n'étoit qu'une copie de ceux de Ferri, Maggius, Rota & Botal. Rien n'est plus faux; Paré n'eut besoin du secours de personne pour écrire, & les médecins de son tems ne lui servirent peut-être qu'à défigurer ses œuvres en y liant quelques épouvantables traités qui n'étoient point de lui: quant au plagiat dont on l'accuse, il est très-aisé de l'en justifier. Avant Paré, il n'y avoit que Maggius, Gersdorf, Riff, Devigo & Ferri, qui eussent écrit sur les plaies d'armes à feu. Le premier n'en avoit parlé que très-brièvement, & l'on sait s'il a pillé les autres qui étoient tous des cautérisateurs. Paré donna pour la première fois au public son traité en 1545 (*voyez* son premier discours) & non en 1551, comme l'a dit M. Haller (Bibliot. Chir.). Or, Maggius, que Nicolas Andry (*entretiens de Clémence & d'Eudoxe, page* 73) veut qu'il ait copié, ne fit imprimer le sien qu'en 1548, &

les principes de son respectable maître en
les adoptant & en les enseignant dans
ses écrits. Il fit graver ses instrumens dans
le recueil qu'il a laissé de ceux dont se
servoient alors les meilleurs chirurgiens,
& y ajouta seulement une sonde annulaire qu'il appela *cuiller percée*, pour
laquelle on pourroit lui reprocher d'a-
voir montré une prédilection trop exclu-
sive (*a*).

§. 25. Pendant cette étonnante insur-
rection, les *Teutons* imaginerent un tire-
balle d'une forme tout à fait singulière :
c'étoit une longue cannule d'où sortoient
& où rentroient par le moyen d'une vis
quatre petites tiges d'acier, qui faisoient
l'office d'une double pincette, & char-
geoient la balle sans avoir l'inconvénient

Paré ne le connut qu'en 1565, lorsqu'il eut
à repousser les outrages & la jalousie de Gourmelin qui étoit le véritable plagiaire de l'auteur italien, ainsi que le démontra l'illustre
persécuté (apologie sur les plaies d'arquebuses).
De même Rota & Botal, dans les traités des-
quels M. Portal (Histoire de l'Anat. & de la
Chir.) prétend qu'il puisa le sien, ne les firent imprimer, l'un qu'en 1555, & l'autre
qu'en 1560, & à cette époque il y avoit déjà
eu plusieurs éditions de celui de Paré.
   (*a*) *Voyez* les œuvres de ce chirurgien,
page 499.

de fatiguer le trajet de la plaie. On ne
fait pas quel fut l'auteur de la découverte. La plus ancienne description qui
en ait été donnée, se trouve sous le nom
d'*organum ramificatum*, dans la chirurgie d'André de la Croix, qui, comme
il le dit lui-même (*a*), eut beaucoup
de relations avec les chirurgiens de la
Grande-Germanie, & en particulier avec
Mathéole, un des plus renommés, de
qui il tenoit la connoissance de plusieurs
instrumens curieux. Cet auteur fut excef-
fivement prodigue de ceux qui servent à
l'extraction. Il en fit représenter plus de
vingt espèces, parmi lesquelles on ré-
marque un bec de cigogne qu'il avoit
inventé, & dont les branches parallèles
& déliées sont armées à leur extrêmité
d'une seule dent très-aigue, propre, selon lui, à leur donner la plus forte prise
fur les balles. Il revint encore aux *al-
phonfins*; indiqua des pincettes rostriformes affez bien faites; parla des *rochets*
ou *speculum* à trois branches, & fit connoître de nouveaux tire-fonds dont l'un
est adapté à une cannule fendue dans la
moitié de sa longueur, & portant deux
pointes pyramidales faites pour empêcher

____

(*a*) Lib. VII, sect. I, pag. 134.

la balle de vaciller pendant l'action de la tarière.

§. 26. On retrouve ici une prévoyance que j'ai déjà fait voir dans Gersdorf, & dont il n'est pas tems de discuter l'utilité. Ce fut elle qui engagea Fabrice de Hilden, nullement instruit qu'on y eût songé avant lui, à inventer ces tire fonds qu'il a tant célébrés, & dont les figures se voient dans la première centurie de ses observations (a); il crut qu'il falloit en proportionner le volume à celui de la balle, quoique si difficile à déterminer; en conséquence, il en fit faire un grand, un moyen & un petit, tous trois composés d'une cannule unie, d'argent ou de cuivre, que l'on place d'abord sur la balle, d'une autre cannule d'acier ayant son orifice inférieur découpé en pointes qui se dirigent de droite à gauche, laquelle on insinue ensuite dans la première, & d'une cannule ordinaire que l'on doit tourner de gauche à droite pour que les pointes de la seconde cannule arrêtent plus sûrement la balle.

____

(a) Obs. LXXXVIII, Epist. *ad Johannem Griffonium.* Il les avoit déjà recommandés, mais plus petits, pour l'extraction des corps étrangers, comme pois, fèves, entrés dans l'oreille : *ead. cent. Obs. IV & V.*

B v

§. 27. Ces inftrumens ne furent point accrédités. Scultet qui en recueillit de bien plus mauvais, daigna à peine les annoncer, fans doute parce qu'il avoit à en louer un qui lui appartenoit en propre. Celui-ci, avec lequel il affure avoir eu les plus grands fuccès, eft vifiblement une imitation de l'*organum ramificatum*. Il eft compofé d'un tube d'acier dans lequel fe meut un autre tube qui fe partage en deux lames élaftiques, terminées chacune par un cuilleron. Il en a fait graver de deux façons : dans l'une il y a une longue tarière qui traverfe tout l'inftrument, & qui doit s'emparer de la balle pour l'amener entre les cuillerons, l'autre eft plus fimple, & dans toutes deux le tube concentrique fe pouffe & fe retire comme un pifton, fans vis ni reffort (*a*). Devant ce tire-balle que l'on crut nouveau, difparurent peu après la plupart de ceux qu'on avoit précédemment imaginés ; & l'adroit Scultet, en le faifant repréfenter au milieu des alphónfins & des tenailles à long bec, favoit bien tout ce qu'il devoit gagner à la comparaifon : les françois furent long-

----

(*a*) Armament. Chirurg. part. I, tabul. XV. & XVI.

tems fans s'en fervir. Il refta confiné
dans le pays qui l'avoit vu naître, & y
jouit d'une préféance que les clameurs
de Dolaeus (a) ne purent même ébranler.

§. 28. Taffins & Abeille écrivoient
alors leurs traités fur les plaies d'armes à
feu & confeilloient encore les vieux tire-
balles qu'Ifaïe le Lièvre avoit dépeints
dans fon *officine* de chirurgie militaire.
Le dernier vantoit fur-tout ceux que fa-
briquoit fon coutelier Girard, qui n'en
connoiffoit pas d'autres (b).

§. 29. Peu de tems après, Dionis com-
pofa fon livre fur les opérations & y fit
repréfenter les *crochets*, les *fondes an-
nulaires*, les *becs de canne à vis*, les
becs de *grue*, de *corbin* & de *lézard*,
la *pince* de Ferri & le *trépan* de Maggius; ce qui prouve, combien, malgré
les guerres continuelles de Louis XIV, la
chofe inftrumentale relative à la chirurgie
des armées étoit peu perfectionnée (c).

____

(a) Encyclop. Chir. lib. VI, page 1465.
(b) *Voyez* fon parfait chirurgien d'Armée,
& fon traité des plaies d'arquebufe.
(c) Les Mémoires du baron de Siret, tome
XI, page 166, contiennent une anecdote qui
attefte la furprenante lenteur des progrès de la
chirurgie d'alors dans la bonne méthode du

Dans la fuite elle éprouva des changemens, qui fans lui être très avantageux, mirent du moins nos pères à l'u-
niffon de leurs voifins.

§. 30. Du tems de Garengeot on fe
fervoit, outre les pinces à bec qu'il a
fi minutieufement décrites, du tire-balle
de Scultet devenu enfin l'inftrument à la
mode & celui de toutes les nations, mais
on y avoit fait des corrections; car au
lieu de deux branches, il en avoit trois
qui, felon le goût des opérateurs & l'i-
dée des couteliers, formoient, tantôt une
griffe, tantôt une portion de curette;
& ces branches étoient mues par une vis
qui les chaffoit de leur cannule pour aller
faifir la balle, & les y rappeloit lorfqu'elles
l'avoient embraffée (*a*).

§. 31. Soit qu'on le crût utile, foit
que fa mécanique parût curieufe, ce tire-
balle continua à être ufité, & je fais bien
des chirurgiens qui en ont encore fait
u'age dans nos dernières guerres. Ce qui
m'étonne, c'eft que Heifter n'en ait pas
parlé, & qu'excepté une pincette qui fe
ferre par une virole, & dont les bran-

---

incifions & de l'extraction des corps étrangers
des plaies d'armes à feu.

(*a*) Traité des inftrumens de chirurgie.

ches font faites en mâchoires, l'une de deux rangées de dents & l'autre d'une feule (a), il ait omis cette foule d'inftrumens dont fes compatriotes ufoient de fon vivant.

§. 32. Les anglois eurent toujours à peu-près les mêmes que les allemands & nous. Douglaff leur préféra une pince de fa façon, qui ne différoit de celle à panfer les plaies, qu'en ce que les branches, un peu plus longues qu'elles ne font dans cet inftrument, finiffoient par de petites pointes tranfverfales qui s'engrenoient les unes dans les autres (b). Rambi, de fon côté, ne retint qu'une pince d'un pied de long qu'il avoit fait garnir de quatre dents, & une petite fans dents (c) : ce qui étoit peut-être un excès contraire, & auffi blâmable que celui de la profufion.

§. 33. Le Dran pouffa la réforme moins loin ; il admit de préférence la curette & les pincettes ordinaires, mais fans exclure entièrement les tire-balles à cannule qu'il crut néceffaires dans plufieurs circonftan-

---

(a) Inftit. Chir. tom. I, tom. III, fig. V.

(b) Eff. de la Soc. d'Edimbourg, trad. franç, tome V, planch. IV, fig. V.

(c) Méthode de traiter les plaies d'armes à feu, Préf. pag. 2, 8 & 11.

ces (*a*). Son exemple semble avoir été suivi par Desport, & la plupart de ceux qui ont écrit après lui (*b*).

§. 34. Ravaton, au lieu de faire un choix, voulut inventer: on sait que c'étoit sa passion; il inventa donc trois instrumens auxquels il supposa des avantages de toute espèce. Le premier est un gros stylet d'acier de dix pouces de long, applati & recourbé à une de ses extrémités comme un élévatoire. Sa destination étoit d'ébranler les balles incrustées dans les os & de servir de sonde dans tous les cas. Le second est composé de deux tiges d'acier réunies par une charnière, comme celle d'un compas, finissant chacune par un ergot, ou demi-crochet, & se fermant par un anneau coulant. Il devoit achever l'extraction des balles plattes préalablement soulevées par

(*a*) Traité ou Réflexions tirées de la pratique sur les plaies d'armes à feu, page 51 *& pass.*

(*b*) Loubet a oublié l'article de l'extraction des corps étrangers. Son traité des plaies d'armes à feu, déjà très-médiocre à mes yeux, l'est devenu encore davantage par cette omission; car enfin c'est le point le plus chirurgical qu'il a négligé. Bagieu en a mieux senti l'importance dans son examen de plusieurs parties de la chirurgie.

l'élévatoire. Le troisième ne diffère du
fecond, qu'en ce que la charnière eft tra-
verfée par une vis mobile qui permet la
féparation des branches, & que celles-ci
portent une curette au lieu d'une fimple
griffe. Il a été vanté pour extraire les
balles qui ont confervé leur forme, &
fes branches peuvent s'introduire l'une
après l'autre comme celles de la pincette
brifée de Maggius *(a)*.

§. 35. Perret, n'écoutant que fon intérêt, attaché à la chirurgie poli-inftru-
mentaire, ou dirigé par des avis peu éclairés, a fait graver dans fon art du coutelier, un gros tire balle à triple branche & à curette qu'il dit à tort être
nouveau, puifque c'eft *l'organum ramificatum* rectifié; de plus, un tire-fond
très-matériel; plufieurs becs, tels que
ceux de corbin & de grue, entre les
jambes defquels eft difpofé un reffort de
renvoi; un bec de canne coudé à angle
droit, & ayant de très larges cuillerons;
un dilatatoire à bafcule, devant auffi fervir de tire-balle; une très-longue pince
droite, ayant des curettes au bout de fes
branches; & tous ces inftrumens font

(*a*) Chirurg. d'Armée, ou Traité des plaies
d'armes à feu, &c. pag. 118, planch. I.

d'un volume & d'un maffif capables feuls de détourner d'y avoir recours (*a*).

§. 36. Achevons cet expofé en difant que fi le celèbre Alexandre Brambilla a donné dans fon *inftrumentarium* (*b*) la figure de la plupart des tire-balles ci-deffus dénommés, il a moins fongé à en perpétuer l'ufage, qu'à completter la collection qu'il défiroit faire des inftrumens les plus remarquables de la chirurgie.

Si, comme l'a dit le fage Rouffeau, le génie confifte à faire de grandes chofes avec de petits moyens, peut-il y en avoir à extraire les corps étrangers des plaies, avec des inftrumens auffi multipliés & auffi compliqués que le font ceux dont on vient de lire la notice? On doit pardonner à l'art encore enfant d'avoir cherché à en étayer fa foibleffe; mais aujourd'hüi que fa démarche eft plus mâle & plus lumineufe, il ne peut fans honte les conferver, & il eft tems qu'il fe délivre de leur inutile fardeau. Lefquels faut-il qu'il rejette? Lefquels faut-il qu'il choififfe? C'eft ce qu'il n'appartient qu'à la raifon & à l'expérience de décider.

(*a*) Art du Coutel. 2ᵉ partie, fect. I, chap. XL, planche 97.

(*b*) Inftrument. Chirurg. Milit. Auftriac.

SECONDE SECTION.

Appréciation des instrumens dont l'utilité est indispensable dans l'extraction des corps étrangers des plaies, & spécialement de celles qui font faites par armes à feu.

§. 37. A PEINE autrefois osoit-on amplifier les plaies, sur tout celles d'armes à feu; & c'est de la timidité des chirurgiens que naquit cette multitude d'instrumens divers inventés pour en extraire les corps étrangers. On regardoit comme un malheur la nécessité de faire des incisions : il falloit avant de les tenter, être bien sûr du siége de la balle. *Non enim priùs dilatari vulneris os debet quàm globulus compertus fuerit, ne duplex malum commiseris* (a). C'étoit son volume qui en déterminoit l'étendue : *Verum si decet, vulnus amplietur, sed non majori sectione quàm glans ipsa requirat* (b); & les instrumens

(a) Rota, *Tract. jam dict.* pag. 68.
(b) André de la Croix Chir. lib. VII, sect. I, cap. II.

les plus parfaits étoient ceux qui difpenfoient de cette formidable reffource : *quia globulum evellere poffunt abfque incifione (a)*. Il falloit le plus fouvent aller charger une balle à travers le chemin étroit qu'elle s'étoit frayé elle même ; delà ces dilatatoires faits pour l'élargir ; delà ces longues pincettes que l'on y faifoit pénétrer de force ; delà ces machines cylindriques qui ne s'ouvroient que quand elles étoient parvenues jufqu'au fond de la plaie ; delà enfin tous ces inftrumens que nous avons recueillis, nous dont la pratique eft fi différente, nous qui trouvons fi cruels les procédés de l'ancienne chirurgie. Il eft loin de nous ce fiècle d'aveuglement où l'on avoit à rougir, lorfqu'après avoir fait quelques incifions, on ne rencontroit point le corps étranger : *Valde enim turpe eft in vanum fectionem feciffe (b)*. Ces incifions n'ont plus pour unique but la recherche & l'extramiffion de ces corps : *Alio autem modo rarò contingit effe utile vulnus dilatare (c)*. Quels avantages n'avons-nous donc pas fur nos prédéceffeurs, & combien ne nous

____

(a) Maggius, *Tract. jam dict.* pag. 27.
(b) Botal, *id.* pag. 14.
(c) Rota, *id. & ibid.*

oft-il pas facile de réuffir avec les plus fimples moyens ?

§. 38. Sans doute il nous faut encore des inftrumens particuliers pour l'extraction dont il s'agit ici. Je ne penfe point comme ces chirurgiens, qui n'ayant à l'armée que leurs pincettes à panfement, trop courtes, la plupart du tems, pour atteindre à la balle, trop étroites pour la bien faifir & trop foibles pour la ferrer affez, recouroient, lorfqu'ils n'avoient pu l'extraire, à cet infidieux fubterfuge, qu'il valoit mieux la laiffer que de tant faire de tentative. S'il eft des circonftances où cet inftrument, où un doigt même peut fuffire, il en eft beaucoup plus où il faut de toute néceffité emprunter d'autres expédiens, & c'eft ici le cas de dire avec Albucafis; *Inexcufabilis eft qui hanc artem profitetur & non habet in promptu quæ ad hanc artem requiruntur* (a).

§. 39. L'heureufe méthode des grandes incifions déjà annoncée par Paré, doit faire difparoître de notre arfenal ces tire-balles embarraffans dont on l'a furchargé. Ce font autant de monumens d'une vieille erreur fous les ruines de laquelle ils auroient dû être enfevelis. M. Théden les

____

(a) Lib. II, cap. LXXVII.

regardé comme le *produit de la fpécu-
lation du cabinet, plutôt que de l'induftrie du praticien* (*a*); & Rambi,
après s'être vivement récrié fur le danger d'en armer la main des jeunes chirurgiens, *fe confoloit par l'efpoir qu'ils
ne les employeroient jamais ou que très-
rarement* (*b*). Il eſt certain que rien n'eſt
plus à craindre que l'ufage de ces niaſſes
de fer plus ou moins diverſifiées, avec
lefquelles on va prefque au hazard arracher une balle dont l'extraction s'opéreroit
avec fi peu de douleurs pour le moment
& de rifque pour l'avenir, fi moins entraîné par l'habitude, ou moins ébloui
par une conftruction brillante, on favoit
préférer des inſtrumens fimples, mais fûrs
& commodes (*c*). Croiroit-on en impofer
par un appareil féduifant? le vulgaire s'y
laiſſera quelquefois tromper; mais l'homme éclairé en jugera bien autrement.
Qu'on me montre fes inftrumens, di-

(*a*) Progrès ultér. de la Chirurg. fect. XIX,
pag. 156.

(*b*) Ouvrage déjà cité, préface, pag. 9.

(*c*) *Semper enim præftat inftrumentis pau-
cioribus & affabrè factis uti, quàm nimiâ
atque theatrali oftentatione antè ægri ocu-
los expofita fupellectili, huic trepidationem in-
jicere.* Platner, Inſt. Chirurg. rat. pag. 8, §. 12.

foit un des premiers chirurgiens de l'Europe, en parlant d'un sujet qu'on lui recommandoit, je verrai bientôt ce qu'il fait & ce qu'il peut faire.

§. 40. Le tire-balle le plus spécieux de nos jours, c'est celui à cannule & à trois branches mouvantes; à voir l'empressement qu'on a mis à le perfectionner, on le croiroit très-essentiel; cependant il est rare qu'il réussisse, & lorsqu'il le fait, ce n'est que dans quelques cas où de bonnes pincettes auroient eu encore plus de succès. A la vérité, son volume étant très-médiocre, il ne fatigue point les parois de la plaie, mais s'il ne se trouve pas autour de la balle un vide assez grand, ses branches ne peuvent pas s'écarter; si la balle est flottante, ne s'ouvrant que graduellement, elles la repoussent devant elles, & l'égarent; si la balle a changé de forme, elles ne sauroient la saisir; si après la retraite du doigt qui a dirigé la cannule au fond de la plaie, on vient à vaciller en tournant la vis de rappel, les voilà encore sans effet; enfin si malheureusement en embrassant la balle elles ont pincé quelque partie sensible, il faut pour la dégager, mettre un tems considérable, & pour achever l'opération faire d'itératifs efforts le plus souvent in-

fructueux, & presque toujours suivis d'accidens. D'ailleurs, ce tire-balle emploie
les deux mains pour le faire marcher,
ou force à recourir à celles d'un aide.
Il est pesant, coûteux, difficile à entretenir, facile à se déranger, & ne peut
suppléer à aucun autre, tandis qu'il en
est plusieurs qui peuvent le remplacer.

§. 41. Les becs de corbin, de canne,
de grue, &c. droits ou courbes, sont des
variétés tout-à-fait inutiles. Pourquoi tant
d'instrumens où il n'en faudroit qu'un,
s'il étoit bien fait? Les courbes, sont vi-
cieux en ce que l'angle de leurs branches affoiblit le levier, limite leur étendue, & les rend inhabiles à pénétrer dans
des plaies profondes. Les droits, tels qu'on
a coutume de les construire, sont trop
épais; ils exercent dans le trajet de la
plaie des divulsions d'autant plus considérables que leurs branches sont plus
courtes, & ils ne peuvent convenir lorsque les incisions ont été impraticables.
Les uns & les autres ont ordinairement
encore le défaut d'avoir, ou des dente-
lures à leurs mors, ce qui arrête la balle
à la première qu'elle rencontre, ou des
dents saillantes qui exigent beaucoup d'espace aux côtés de la balle pour pouvoir
la prendre, & dans lesquelles les parties

voisines sont sujettes à s'engager; il est
aussi aisé qu'important de les convertir
en un seul, qui tienne lieu de tous, &
qui sans avoir aucun de leurs inconvéniens, réunisse à leurs propriétés communes des usages particuliers dont ils sont
dépourvus.

§. 42. Les dilatatoires doivent être
bannis de l'extraction dont nous nous en-
tretenons; leur inutilité est manifeste dans
les plaies qu'une situation délicate défend
d'amplifier par des incisions suffisantes,
car à peine l'écartement forcé qu'ils produisent fait-il regagner la place qu'ils y
occupent; & à quels desordres n'expose
pas cet écartement douloureux! Celui
qu'on a nommé dilatatoire à *bascule* à
cause de la charnière qui se trouve au milieu de ses branches, peut, disent ses par-
tisans, servir aussi de pincettes: mais il
est impossible qu'il soit l'un & l'autre tout
à la fois: & supposé un cas où il fallût
dilater, soit qu'on lui en commette le
soin, soit qu'on le destine à être lui-
même le tire-balle, il exige toujours le
concours d'un second instrument.

§. 43. Les crochets méritent le même
sort; ils ne peuvent aller prendre la balle
par derrière, que quand il se rencontre un
certain espace autour d'elle; & lorsqu'il

en exifte, ils font fujets à la manquer,
parce qu'elle gliffe & échappe à leurs tâtonnemens (a). S'ils ont des pointes, on
rifque de bleffer les parties ambiantes;
s'ils n'en ont po nt, ils different peu des
curettes dont l'effet eft plus fûr & la manuduction plus facile. En couvrant leurs
pointes d'une chape, à la manière de
Rota, avant de les introduire, on com-
plique l'inftrument fans le rendre moins
nuifible, parce que cette chape n'eft plus
là quand on cherche la balle, ni quand
on la retire, & que celle-ci ne fauroit
affez cacher ces pointes, mouffes ou aigues, pour que ce qui refte à nu ne s'ac-
croche pas de tems en tems aux inégalités de la plaie, ce qui eft capable de
leur faire lâcher le corps qu'elles en rap-
portoient.

§. 44. Les tire-balles dont les branches
fe ferrent par un anneau coulant, font
difficiles à manier & trompent fouvent
l'efpoir de l'opérateur La moindre fe-
couffe de fa part, le moindre mouvement de celle du malade leur fait man-

____

(a) *Quia alioquin rotundi (globuli) cum
carnem attriverint & laxiorem fecerint, ac
idcircò vulnus latius reddiderint, facile un-
cos præterlabantur.* Rota, pag. 70.

quer leur coup, par la raison qu'une
seule main ne suffisant pas pour les tenir & les fermer, & le doigt ne pouvant
plus être au fond de la plaie pour les
diriger, la balle ébranlée quitte tout-à-
coup sa place, ou prend un sens contraire à celui dans lequel on avoit cru
la charger. Ils ne sont propres d'ailleurs
qu'à un petit nombre de cas, ne dispensent d'aucun instrument, & ne font
que grossir la cohorte inutile des pincettes, qu'il importe tant de dissiper.

§. 45. Le tire-fond tel qu'on a coutume de le construire, est à réprouver. La
lourde cannule dans laquelle on l'enferme
en borne beaucoup trop l'usage, & em-
barrasse plus qu'elle ne sert ; sa longueur
excessive ôte la sûreté aux mains qui le
font agir, & n'est bonne dans aucun cas ;
sa grosseur démesurée est mal entendue ;
on doit le dépouiller de ces vains orne-
mens dont les couteliers le chargent à
nos dépens, & en faire un instrument
léger, comme il convient aux chirurgiens
militaires sur-tout d'en avoir.

§. 46. Je ne remonterai pas aux tire-
balles & autres instrumens extractifs de nos
ayeuls. Le tems & leurs défauts nous en
ont fait justice ; & puisqu'ils ne sont plus
en usage, il est inutile de les tirer une

C

seconde fois de la pouſſière pour leur
faire partager la réforme que viennent
de ſubir ceux de la nouvelle chirurgie,
à la plupart deſquels ils ont ſervi de mo-
dèles.

§. 47. J'ai aſſez laiſſé voir dans ce
court examen pour quels inſtrumens je
penchois, & le peu que j'ai dit des pincettes, de la curette & du tiré-fond, a
pu faire juger d'avance que c'étoit à ceux-
là que j'allois me reſtreindre. J'eſtime en
effet qu'ils ſont les ſeuls dont on ait
véritablement beſoin, & qu'il n'eſt point
de circonſtances où leur emploi ſagement
combiné ne rempliſſe parfaitement l'objet
de l'art & les vues du praticien. Mais
pour qu'ils jouiſſent de ce degré d'utilité, il faut que leur ſtructure ſoit toute
différente de ce qu'elle eſt communément; & voici ſur ce point des détails
auxquels on peut ſe fier; car ils ont été
puiſés dans des expériences multipliées &
ſolidement réfléchies.

§. 48. Les pincettes doivent être longues, afin de pouvoir ſervir par-tout; il
eſt ridicule d'en avoir de petites exprès
pour les plaies peu profondes, à l'exemple
de quelques chirurgiens; leur longueur
totale étant d'un pied, & celle de leurs
branches de cinq pouces, (*Planche I,*

Fig. 1, & il n'est point de plaies si enfon-
cées dont elles ne puissent atteindre le
fond, parce que le diamètre d'un membre est rarement de plus de dix pouces,
& que quand la balle est située plus loin
que son centre & que les gros vaisseaux,
il faut la retirer par une contr'ouverture
qui abrége le chemin. Aux lombes & aux
fesses où cette opération est impossible,
l'épaisseur des chairs, même après leur
gonflement subséquent, n'excède guère
cette étendue; & de combien les grandes incisions ne raccourcissent-elles pas le
canal de la plaie? sans compter que l'on
peut y faire entrer l'instrument au-delà
de ses entablures. Il est essentiel que les
branches soient déliées, polies & plutôt plates que rondes, afin qu'elles occupent encore moins de place dans la
plaie. Elles se termineront chacune par
une espèce d'*ongle* AA dont les bords seront minces, le dedans uni, & la fossette
médiocrement creusée, ce qui suffira pour
leur donner la plus grande prise sur les
corps à extraire, & leur en facilitera sin-
gulièrement l'appréhension. Elles se join-
dront par deux surfaces planes BB qui
n'excéderont pas le niveau de l'instrument,
pour qu'on puisse, selon les occurrences,
le faire pénétrer aussi avant qu'il le fau-

C ij.

dra. Elles feront retenues enfemble par un *cliquet* tournant C (*Fig. 2* ,) qui permettra de les féparer pour faire de chacune d'elles un ufage particulier, & pouvoir les introduire l'une après l'autre dans une plaie étroite, à l'agrandiffe-ment de laquelle quelque partie refpectable fe feroit oppofée; la longueur des jambes fera d'environ fix pouces & leur configuration telle que je vais la décrire dans un moment.

§. 49. On reconnoît ici l'idée de Maggius & le projet de fa pince brifée; c'eft effectivement cet écrivain qui m'a fourni le plan de l'inftrument que je propofe. Nul auteur n'en avoit fait mention depuis lui, quoique les forceps des accoucheurs modernes n'aient peut-être pas eu une autre origine. Ravaton femble être entré dans les mêmes vues; mais fes inventions étoient plus propres à les pervertir qu'à les favorifer.

§. 50. La meilleure curette, felon moi, que l'on puiffe employer dans l'extraction des balles, eft celle dont on fe fert dans la taille pour retirer les fragmens d'une pierre écrafée, & qui termine cette groffe fonde à crête, qu'on a nommée *bouton*; la ronde eft à rejetter, parce que les balles ne reftent pas

toujours fphériques. L'ovalaire a une cavité lente, déclive, incapable de retenir
ces corps étrangers. Celles qui font fé-
neftrées laiffent échapper les petits. Les
dents dont quelques-unes font hériffées
ne fignifient rien, puifque fans preffion
elles ne peuvent mordre fur ces mêmes
corps. Il faut donc donner à la curette
deftinée à l'extraction des balles la même
forme, pour la cuiller s'entend, que les
Lithotomiftes ont affignée à la leur, une
cavité demi-circulaire de trois lignes de
profondeur qui fe décidera brufquement,
s'alongera peu-à-peu pour finir en une
pointe conique, un bord élevé fur le devant, rentrant infenfiblement, & qui di-
minuera dans la même proportion que la
cavité, pour difparoître avec elle ; enfin
une inflexion douce qui n'éloignera cette
cuiller que de trois lignes & demie au
plus de l'axe de la tige.

§. 51. Pour ne pas faire un inftrument
à part de la curette, & la rendre utile
de toute manière, j'ai imaginé de l'a-
dapter aux pincettes, en en faifant pratiquer une à la place de l'anneau de la
branche femelle, autrement de celle qui
s'invagine dans le cliquet (*Fig. 3* DD),
elle en fait très-bien les fonctions ; mais
il eft néceffaire qu'elle defcende un peu

plus bas que l'autre (*Fig. 1*). La branche à laquelle elle tient lui fert de poignée, lorfque les pincettes font brifées;
& l'*ongle* de cette branche revient au
cuilleron qu'il faudroit placer à fon autre
extrêmité, fi on vouloit l'avoir féparément.
J'ajoute que fa façon qui épargne celle
d'un anneau, ne coûte guère plus de
peine à l'ouvrier & devient prefque gra-
tuite pour l'acheteur.

§. 52. La longueur du tire-fond doit
être réduite à la moitié de celle qu'il a
eue jufqu'à préfent, c'eft-à-dire, à cinq
ou fix pouces, ce qui eft fuffifant pour
tous les cas où l'on eft forcé d'y recourir, n'y ayant point d'os dans le corps
humain, quelque gras qu'on le fuppofe,
auquel il ne puiffe parvenir, fur-tout
après les incifions que requièrent les plaies
d'armes à feu. Sa groffeur demande auffi
à être diminuée, & plus fa mêche fera
menue, mieux elle entrera dans la balle.
Il faut que les pas de cette mêche foient
nombreux, bien évidés, qu'ils fe renver-
fent l'un fur l'autre, & fe terminent par
deux petits crochets très-pointus. Ainfi
difpofés, la perforation fe fera fans efforts, ce qui n'arrive pas avec les tire-
fonds ordinaires.

§. 53. J'ai déjà dit que la cannule du

tire-fond lui étoit inutile. On peut, sans craindre de se blesser, ni de nuire aux parties environnantes, l'insinuer le long du doigt qui le conduira vers le point le plus à découvert de la ba'le, & l'y fixera jusqu'à ce qu'il y ait mordu. La balle change souvent de forme en pénétrant dans la substance d'un os, de sorte que la cannule ne pouvant que porter à faux sur les plans irréguliers qu'elle lui présente, contrarie plutôt l'action de l'instrument qu'elle ne la facilite. Les cannules dentelées que les anciens & ensuite Fabrice de Hilden avoient proposées pour assujettir la balle pendant la pertusion, ne méritent aucun égard; parce que, ou ce corps est mobile, ou il est fixe; mobile, il ne faut point de tire-fond pour l'arracher; fixe, il ne faut point de cannule pour l'arrêter. On n'ira pas se servir du tire-fond pour extraire une balle engagée dans les chairs, circonstance dans laquelle Hilden l'a prescrit, & où il avoit raison de dire: *nonne cum terebello convolvitur glans?* parce qu'en effet elle doit alors tourner avec lui. Au reste, pour peu que la balle soit retenue dans l'os, le petit tire-fond que j'ai conseillé y entrera sans difficulté, & ce sera assez de la légère pression qu'il exercera sur

elle pour l'affermir, ainſi que je l'ai vérifié une infinité de fois ſur le cadavre.

§. 54. J'ai auſſi réuni le tire-fond aux
pincettes afin qu'il ne compoſât avec elles
& la curette qu'un inſtrument commun
(*Fig.* 4, E.); un canal pratiqué dans
l'épaiſſeur de l'autre jambe lui ſert de
fourreau; il ſe monte ſur cette jambe par
quelques tours de vis F, & porte un anneau G qui lui ſert de manche, lorſqu'il
eſt démembré, & devient celui des pincettes lorſqu'il eſt aſſemblé avec elles
(*Fig.* 1 & 2, HH). Mais dans la crainte
que cette addition n'affoiblît le principal
inſtrument, j'ai fait faire la jambe un tant
ſoit peu plus matérielle qu'elle ne l'eût
été ſans cela; & cette précaution jointe
à la manière de ſe ſervir des pincettes,
obvie à cet inconvénient.

§. 55. Au lieu de tenir ce nouveau tire-
balle avec quelques doigts ſeulement,
comme on tiendroit des ciſeaux, ou
toute autre pince, on y emploie la main
entière. La première phalange du doigt
annulaire entre dans l'anneau; la voûte de
la curette porte dans le creux de la main;
le bout du petit doigt ſe place dans la
foſſe de la curette, le pouce eſt appuyé
ſur les deux jambes latéralement, & les
autres doigts ſont recourbés ſur celle où

eſt l'anneau (*Planche II*). Le jeu ſimul-
tané de ces doigts écarte & rapproche
les branches, de ſorte que tenu ainſi,
l'inſtrument n'eſt point ſujet à chanceler,
& a la plus grande force pour ſerrer,
parce que la puiſſance agit ſur preſque
tous les points du levier.

§. 56. Voilà donc trois tire-balles en
un ſeul, & comme il lui faut un nom
diſtinctif, quel qu'il ſoit, me permettra-
t-on de lui donner celui de *tribulcon*,
qui déſigne à-peu-près ſon uſage, & le
nombre des parties dont il eſt compoſé ?

Cet inſtrument n'occupera pas une
grande place dans la caiſſe du chirurgien militaire; il ne le chargera pas beaucoup, lorſque dans les cas urgens il fera
obligé de l'emporter avec lui, & je
réponds qu'il lui rendra ſeul autant &
plus de ſervices que tous les autres à la
fois. Son étui portatif lui fournira des
inſtrumens acceſſoires qui feront également ſous ſa main; il y trouvera des
ſondes & des ſtylets pour l'exploration;
des biſtouris pour les inciſions; des pincettes à panſement pour extraire quelques corps étrangers ſitués ſuperficielle-
ment; une ſpatule pour ébranler les
balles incruſtées, une érigne pour accro-
cher des pièces d'étoffe collées aux pa-

rois de la plaie & près son entrée; dans les cas extraordinaires il ira prendre un élévatoire, une tenaille incisive, un trépan, &c. dans la boîte où ces instrumens sont en réserve pour un autre usage, & il rendra contribuables, selon les occasions, tous ceux qu'il mène à sa suite.

TROISIÈME SECTION.

Regles de théorie & de pratique propres à diriger dans l'usage des instrumens dont on doit se servir pour extraire les corps étrangers des plaies, & spécialement de celles qui sont faites par armes à feu.

GÉNÉRALITÉS.

§. 57. LA première attention qu'il faut avoir avant de procéder à l'extraction d'un corps étranger, c'est de mettre la partie dans une situation pareille à celle où elle étoit à l'instant de la blessure. *Hippocrate, Celse, Galien, Cælius Aurelianus,* Paul d'Égine l'avoient déjà recommandée dans leurs ouvrages; & les anciens étoient si scrupuleux à

l'obferver, qu'un d'eux fit un jour remonter à cheval un guerrier qui venoit
de recevoir une flêche, pour mieux imiter la pofition dans laquelle il en avoit
été atteint. Ce fut elle qui couvrit de
gloire Ambroife Paré, lorfqu'appelé auprès de M. de Briffac, grand-maître de
l'artillerie, bleffé au camp de Perpignan (*a*), il lui trouva prefque fous la
peau, plus bas que l'omoplate, la balle
que plufieurs chirurgiens n'avoient pu
rencontrer, & qu'ils foutenoient avoir
pénétré dans la poitrine, parce qu'ils
avoient omis la reffource de l'attitude.
Enfin s'il eft un précepte univerfellement
adopté en chirurgie, c'eft celui-là, &
il faut convenir que l'expérience en a
très-fouvent conftaté l'utilité ; mais ce
précepte eft fufceptible de quelques mo-
difications qui ont échappé aux auteurs,
ou du moins qu'ils n'ont pas affez clai-
rement expliquées.

§. 58. La balle ayant fuivi fa ligne de direction, il n'eft pas douteux que la fituation
du membre, en remettant les mufcles dans
le même état & à la même place où ils
étoient lors de fon paffage, ne facilite
fa recherche & fon extraction ; il n'en eft

(*a*) Voyage de Perpignan.

pas ainſi lorſqu'elle a été forcée de s'écarter de cette direction ; & qui pourroit calculer les degrés de réflexion que lui font éprouver les obſtacles qu'elle trouve ſur ſon chemin? Un os ſelon l'inclinaiſon du plan qu'il lui préſente, lui imprime une diverſion plus ou moins grande, & l'oblige ſouvent à une marche rétrograde (a). Un ſimple tendon la fait quelquefois rejaillir. Le corps d'un muſcle fortement contracté, la jette de côté, ou la fait paſſer autour de lui pour continuer enſuite ſa courſe: de ſorte que dans ces différens cas & dans une infinité d'autres non moins difficiles à prévoir, la précaution de placer le bleſſé comme il l'étoit, lorſqu'il a reçu le coup, loin de favoriſer la découverte de la balle, feroit au contraire un moyen de la mieux cacher, en ramenant de nouveau ſur ſon trajet des parties qui s'y étoient déjà oppoſées une fois, & derrière leſquelles elle peut s'être arrêtée.

§. 59. Ces conſidérations doivent inviter le jeune praticien à ne pas prendre

---

(a) Je crois à la poſſibilité de la récurrence des balles, mais non à ces retours multipliés ſur elles-mêmes dont a parlé Feudacq dans ſon traité des plaies d'armes à feu.

trop à la lettre le conseil de la situation, & à diversifier par des combinaisons puisées dans la science anatomique de la structure & du jeu de la partie, les mouvemens & les positions les plus propres à lui faire découvrir le corps qu'il veut en extraire. Il est quelquefois nécessaire de mettre les muscles dans un état de relâchement, pour empêcher qu'ils ne retiennent la balle captive, soit en l'appliquant contre les os, soit en la serrant entr'eux. D'autres fois il est bon de les tenir en contraction afin de la faire déloger d'un réduit où elle se seroit cantonnée, & de prêter aux instrumens un point d'appui pour la saisir sans qu'elle puisse reculer.

§. 60. On ne doit pas négliger de visiter les vêtemens du blessé, tant pour juger des morceaux que la balle a pu en entraîner avec elle, que pour s'assurer si elle-même n'y seroit point restée attachée. Ce qui arriva à feu M. Bordenave, dans les dernières guerres d'Italie, nous fait pour ainsi dire une loi de cet examen préliminaire. M. le marquis de Besons ayant reçu un coup de fusil qui lui fracassoit les apophises transverses de deux vertèbres lombaires, M. Bordenave, alors chirurgien-major de son régiment,

accourut pour le panſer & chercha long-
tems envain la balle dans la plaie qu'elle
avoit faite. Heureuſement le bleſſé s'aviſa
de ſe faire apporter la chemiſe qu'il venoit de quitter pour en prendre une autre, & on ne fut pas peu ſurpris de l'y
trouver collée en-dehors. Après avoir
percé l'habit & la veſte, elle avoit pouſſé
la chemiſe devant elle, & avoit fait ſon
ravage ſans l'endommager.

Paré avoit déjà vu une balle demeu-
rer dans le *taffetas* des *chauſſes* d'un
ſoldat, lequel taffetas elle n'avoit nullement altéré, quoiqu'elle eût fait à la
cuiſſe une plaie très-profonde (*a*). Mais
il n'avoit pas tiré de ce fait la même in-
duction que nous; en le citant il vouloit
prouver que les balles ne brûloient point,
comme on le croyoit de ſon tems.

§. 61. Il n'eſt pas moins prudent de
palper autour de la plaie & de la partie
bleſſée pour ſentir ſi la balle ne s'eſt pas
arrêtée d'abord dans les environs de l'une
ou n'a pas gagné dans ſa fuite la circonférence de l'autre; ſouvent elle expire ſous
la peau du côté oppoſé à ſon entrée; ſouvent auſſi après avoir ſeulement ouvert

____

(*a*) Diſcours ſur les plaies d'arquebuſades,
page 266.

les tégumens, elle fait le tour du corps ou du membre, parce qu'une succession de résistances égales, de réflexions sans cesse renaissantes lui communique cette sorte de détermination centrifuge. A l'attaque du chemin couvert de Fribourg, M. le maréchal de Lowendal en reçut une à la tête, qui perça son chapeau & le cuir chevelu près la tempe droite, laboura entre celui-ci & le crâne, & vint se faire jour au-dessus de la tempe gauche. M. Leauté en a vu une parcourir ainsi l'enceinte du bas-ventre sans quitter le pannicule adipeux (*a*); M. le Vacher, une autre contourner la cuisse, & ne point toucher au fémur qu'elle eut fracturé, si elle avoit suivi sa direction naturelle (*b*).

§. 62. Il n'est pas rare que frappant une partie dans un angle plus ou moins

---

(*a*) Le Dran, page 49.

(*b*) Mémoires de l'Académie de Chirurgie, tome III, page 33, on y lira une explication très-instructive des causes de la réflexion des balles, réflexion dont je donnerai d'autres exemples dans la suite de cet écrit. En 1734, Louis Jungerman publia une dissertation latine sous ce titre : *De nonnullis ad motum globuli è sclopeto explosi pertinentibus.* Je n'ai pu me la procurer.

obtus, l'obliquité de son incidence la fasse monter ou descendre à une distance très-considérable de la plaie qu'elle a faite en entrant. On connoît l'histoire du prince de Rohan, chez qui elle s'étoit portée depuis le genou par où elle avoit pénétré, jusque près le bassin ; & celle de M. de S. Mars, chez qui, depuis le pied elle avoit coulé jusqu'au genou ; écarts funestes, qui ne furent reconnus qu'après la mort des deux blessés, & qui attirèrent aux chirurgiens les inculpations les plus affligeantes (a).

§. 63. Il seroit à désirer que ces circumversions, ces aberrations pussent être jugées de bonne heure. Ce premier trait de lumière décideroit de la conduite que doit tenir le praticien, & lui dicteroit un diagnostic honorable. La compression en tous sens du membre ne lui ayant rien fait découvrir, pourquoi son esprit ne suivroit-il pas la balle dans la route qu'elle a tenue, en estimant la densité des milieux qu'elle a eu à traverser ; les réfractions qu'elle a dû essuyer ; la pente que lui ont offerte les faces inclinées des os, des gaînes tendineuses ; la vîtesse dont

---

(a) *Voyez* le Traité des opérations de chirurgie de Dionis.

elle pouvoit jouir, & toutes les circonstances qu'un coup-d'œil embrasse & fournit si vîte à la pensée?

§. 64. Les incisions si nécessaires dans les plaies d'armes à feu, & dont je ne puis parler, qu'autant qu'elles ont rapport à l'extraction des corps étrangers, doivent varier selon la profondeur & la direction de ces plaies; plus la balle sera enfoncée, plus on leur donnera d'étendue (à moins que les parties voisines ne commandent une réserve particulière); parce qu'il est important de préparer aux instrumens dont il faudra se servir pour l'extraire, une voie si libre, qu'ils ne puissent occasionner ni distension, ni déchirement. Lorsque la plaie sera droite, on les distribuera également de part & d'autre: mais si elle est oblique, on les portera principalement du côté où elle dérive, afin de la redresser en quelque façon, & de faciliter davantage l'intromission des tire-balles. Il faut donc avant d'entreprendre ces incisions, avoir sondé la plaie, & ne les pratiquer qu'après la reconnoissance exacte qu'on en aura faite. Les Espagnols & les Anglois en font ordinairement avares; delà viennent la peine qu'ils ont à retirer les corps étrangers, & l'abandon qu'ils se pressent d'en faire

après quelques essais infructueux. Pour
nous, nous en sommes quelquefois prodi-
gues, ils nous le reprochent, & c'est ce qui
accroît encore nos torts sur la multiplicité de nos instrumens extractifs. J'ai vu
des chirurgiens en faire d'énormes sans
aucune nécessité (*a*), croyant en cela
suivre les principes des auteurs qui les
ont prescrites.

§. 65. Ce ne sont pas celles du dehors qui aident le plus à la sortie des
corps étrangers; trop souvent elles ne
produisent que des hernies de muscles
très-inquiétantes. Celles que l'on fait au-
dedans ne sont pas moins essentielles; &
si l'on n'a pas eu soin d'agrandir aussi le
canal de la plaie, de détruire les brides &
les cloisons dont elle est semée, on ne
pourra les extraire, avec quelqu'instrument que l'on y procède, sans faire hor-
riblement souffrir le blessé, & augmenter
de plus en plus les accidens que traîne à
sa suite cette condamnable pratique (*b*).

§. 66. On est de tems en tems forcé

(*a*) C'est le cas de dire avec Horace; *in
vitium ducit culpæ fuga, si caret arte.*

(*b*) *Voyez* à ce sujet l'excellent mémoire de
M. de la Martiniere dans le 3e volume de ceux
de l'Académie de Chirurgie, page 11.

de couper en travers un muscle, un tendon pour se frayer un chemin jusqu'à une
balle qu'il est pressant de retirer, & lorsf-
que la timidité se révolte contre ces
moyens extrêmes, & croit les éviter en
essayant tour-à-tour les nombreux instrumens dont elle s'environne, on doit sin-
cèrement plaindre les infortunés pour qui
elle a de si cruels ménagemens.

§. 67. Les incisions seroient impar-
faites, si elles se bornoient, comme on
le dit, à rendre conique la plaie. Il faut
aussi s'il est possible, qu'elles en élar-
gissent médiocrement le fond, afin que
les instrumens y agissent sans violence,
& saisissent plus sûrement la balle. On
tâchera de dépouiller celle-ci des couches
musculaires ou membraneuses dont elle
a pu s'envelopper, & cette opération facile avec le bistouri, lorsqu'elle n'est pas
à une grande distance, se fait très-bien
avec un pharingotôme, quand elle est
située trop profondément. Elle est sur-
tout indispensable lorsque la balle ayant
changé de forme a contracté des aspérités
qui la tiennent attachée à sa place.

§. 68. Il faut introduire le doigt dans
la plaie aussi tôt qu'elle pourra le recevoir; c'est la meilleure sonde que nous
ayons; à sa faveur on juge beaucoup plus

fainement de la préfence des corps étrangers, de leur fiége, de leur nature, de leur configuration, des obftacles qui s'oppofent à leur éduction, de la grandeur de l'iflue qu'il convient de leur ouvrir, des parties qu'il importe de refpecter; de celles que l'on eft contraint de facrifier. *Explorando igitur telo*, a dit Rota, avec tous ceux de fon fiècle, *digitum immittes; nihil enim eo inftrumento quod immediate fentit, huic operi præftantius eft* (a). C'étoit la méthode de Paré, c'eft celle de tous les bons chirurgiens, & il eft peu d'auteurs, même parmi les plus furannés, qui ne fe foit efforcé d'en démontrer les avantages (b).

§. 69. On fe trouve très-bien de faire faire quelques mouvemens à la partie, ayant le doigt dans la plaie. Ils lui ont plus d'une fois amené la balle qu'il n'avoit pu fentir auparavant, & toujours ils indiquent la pofition la plus convenable à fon extraction.

§. 70. Une main fortement appliquée

(a) Page 68.
(b) M. Richter a donné l'exclufion aux fondes & ftylets dans l'éloge qu'il a fait du doigt comme moyen inveftigateur. *Inft. Chir. tom. I, page 194.*

au côté opposé, produit encore de bons effets; sa compression empêche la balle de fuir devant le doigt (ou la sonde si absolument il en a fallu une); elle la pousse à sa rencontre & la remet dans la plaie dont elle raccourcit le canal.

§. 71. Lorsque le fond de la plaie est hors de la portée du doigt, on est forcé de recourir à la sonde qui doit être d'une certaine grosseur, pour ne point faire de fausses routes, & quelquefois assez flexible pour pouvoir se mouler sur les anfractuosités de la plaie. C'est dans cette vue qu'André de la Croix en a conseillé de plomb ou de cire, *ut pro arbitrio medici flectantur (a)*. Celles d'acier & d'argent résonnant mieux sur le corps étranger, on les préférera toutes les fois que leur introduction sera possible.

§. 72. Il seroit essentiel que l'on ne différât jamais l'extraction des corps étrangers. Immédiatement après un coup de feu, l'étonnement du blessé, l'engourdissement de la partie (b) & l'état en-

____

(a) Page 33.
(b) Je ne parle pas de cette stupeur qui s'empare assez fréquemment d'un membre blessé, de cette suspension fatale de la vie & du sentiment qu'accompagne un empâtement froid, état dans

çore naturel des chairs font que le chirurgien la pratique avec moins de peine, & que le malade l'endure sans beaucoup souffrir (a); au lieu que si elle est retardée, le sentiment qui s'éveille, le gonflement qui survient & l'inflammation qui se développe la rendent bientôt aussi laborieuse pour l'un que pour l'autre. Cette différence avoit déjà tellement frappé les anciens, qu'ils ont la plupart défendu de tenter cette opération lorsqu'on a laissé passer plusieurs jours sans la faire, dans la crainte des douleurs & des accidens que ce délai peut occasionner aux blessés. *Si autem quis diutiùs differat rem, vel etiam procrastinetur, humorumque influxionem expectet, hoc opus, nisi ægrum torquere velit, non aggrediatur; angustius enim tunc vulnus factum dolori & inflammationi magis obnoxium redditur.* Dans ces conjonctures

---

lequel les incisions pourroient devenir mortelles, en attirant promptement une gangrène humide, & où M. Hévin (*Patholog. & Thérap. Chir.*) pense que l'instillation de l'huile bouillante seroit peut-être un remède puissant.

(a) Guillemeau ajoute que le blessé ayant encore le cœur enflé d'honneur, se refusera moins aux incisions. *Oper. de Chir.* chap. III, page 640.

malheureuses les ressources de la chirurgie
moderne pour avoir été tardives, n'en
ont pas moins d'efficacité. Il est toujours
tems pour l'homme habile, dit un proverbe de politique.

§. 73. On a coutume dans les sieges
de faire tout de suite les opérations nécessaires aux blessés, parce qu'il y a des
hôpitaux établis à la queue des tranchées.
Il n'en est pas de même dans les batailles. On s'en tient en général à l'application d'un simple appareil; encore
souvent est-il plus malfaisant qu'utile, à
cause des spiritueux dont on l'a imbibé.
Ne vaudroit-il pas mieux faire d'abord
les incisions requises, & débarrasser les
plaies de leurs corps étrangers? les malades seroient plus en état de soutenir le
transport, on leur épargneroit de grandes souffrances, & aux chirurgiens qui
vont en être chargés de grandes difficultés. Mais il faudroit pour cela que les
droits sacrés de l'humanité rendissent in-
violables les asyles où nous leur donne-
rions ces premiers secours; il faudroit
que nos mains occupées sur un champ
de bataille à panser leurs blessures, ne
fussent pas réduites à la triste alternative de porter des chaînes, ou de précipiter leurs nobles fonctions.

§. 74. Ceux qui ont fuivi les armées
favent combien après avoir fait à une
plaie d'arme à feu les incifions & les débridemens indiqués, il y auroit d'imprudence à remettre à un autre tems d'en
extraire les corps étrangers. Souvent du
jour au lendemain elle ne fe reffemble
plus, & cette large entrée qu'on avoit
préparée aux inftrumens, a dégénéré dans
ce court intervalle en une ouverture fi
étroite, qu'à peine peuvent-ils y trouver
place (a). Que l'on profite donc du moment; & fi des tentatives fages n'ont
point réuffi, au lieu de les réitérer à chaque panfement, ainfi que je l'ai vu faire
à plufieurs chirurgiens, d'ailleurs très-
éclairés, que l'on fe conforme à cet avis
de *Botal, at fi inveneris educas ; quod
fi non, finito* (b). Et qu'on attende que
la fuppuration & le dégorgement qui en
réfulte promettent un plus heureux fuccès.

§. 75. La fuppuration relâche, affaiffe
les parties, brife les cellules qui empri-
fonnoient les corps étrangers, enduit ces
corps & le trajet qu'ils ont à faire d'une

(a) *Voyez* l'acte latin de M. Dufouart 1763,
*De intumefcentia partium in primis vulnerum
Sclopetor. inftantib.*
(b) Page 67.

couche gliffante favorable à leur éjection, & quelquefois apporte feule aux bords de la plaie ceux que des tâtonnemens redoublés n'avoient pu même ébranler. Il eft cependant des cas où il feroit dangereux de lui confier ce foin. Par exemple, fi une balle comprimant un nerf ou un vaiffeau, interceptoit la circulation dans les parties fubjacentes, ou les rendoit paralytiques; fi enclavée entre deux tendons, deux ligamens, deux os, elle caufoit des divulfions douloureufes, des fpafmes, le délire, il faudroit mettre tout en œuvre pour l'en retirer promptement, faire de nouvelles incifions, fuppofé que le gonflement eût rendu les autres infuffifantes, fe frayer, quoi qu'il en dût coûter, un paffage jufqu'à la caufe de tant de troubles, & n'écouter dans de telles exceptions que les loix du befoin, & les infpirations du génie (a).

§. 76. Lorfque fon féjour ne donne lieu à aucun accident grave, & que par

____

(a) Dans ces cas comme dans quelques-uns de ceux où la balle eft trop éloignée pour que les inftrumens puiffent arriver jufqu'à elle, on abrege le canal de la plaie par une contr'ouverture, on l'entre-coupe par un ou deux *puits*, & ces moyens font d'une grande utilité dans le cours des panfemens.

D

ſa ſituation elle eſt décidément inacceſ-
ſible aux inſtrumens, vouloir alors abſolument l'extraire, ſeroit le comble de
l'impéritie. Plus d'une plaie eſt tombée en
gangrène, plus d'un bleſſé eſt mort du
tétanos, de convulſions cyniques, de fièvres nerveuſes, à la ſuite de cette obſti-
nation que la chirurgie ne réprouve pas
moins que le repos prématuré auquel ſe
livre, dans des occaſions plus faciles, le
commun des praticiens.

§. 77. Les docteurs Hazon en 1735,
Borie en 1734, & Deſlon en 1776, ont
agité aux écoles de médecine cette queſtion : *An in vulneribus ex catapultis
globulos plumbeos relinquere aliquando
præſtat?* & tous trois ſe ſont déclarés pour
l'affirmative. Sans doute, il eſt des circonſtances où il faut laiſſer la balle dans la
plaie; mais que ce ne ſoit pas la qualité de ſa matière, que l'on dit être amie
des chairs, ni l'impuiſſance de nuire où
la tient ſa poſition actuelle, qui détermine le chirurgien à cet abandon. En
ſuppoſant qu'elle ſoit de plomb & non
de fer, de pierre, de cuivre, &c. ce dont
on ne ſauroit toujours répondre (*a*), &

(*a*) Les balles de canons chargés à cartou-
che, ſont ordinairement de fer.

en admettant les qualités bienfaisantes que depuis Ariftote on a généralement attribuées à ce métal, fi elle a contracté une forme irrégulière, des angles, des pointes, ne devient-elle pas, au lieu d'un corps doux, un corps irritant? & fa tranf-migration d'une partie indifférente à une partie effentielle, n'eft-elle pas capable de rendre un jour fa préfence très-dange-reufe? On ne peut fe difpenfer de l'ex-traire toutes les fois que l'on n'a point à courir de trop grands rifques: car enfin c'eft un corps étranger, à charge à la nature, fouvent contraire à la cicatrifa-tion de la plaie, & fur l'innocuité du-quel rien ne peut nous raffurer. Bien des perfonnes, je le fais, ont porté des balles toute leur vie, fans en reffentir la moin-dre incommodité; mais on en voit beau-coup auffi chez qui elles gênent des fonc-tions, éternifent des fiftules, & caufent toutes fortes d'infirmités.

§. 78. Vifeman & Rambi en Angle-terre, Tiffinchg, & Van-der-Haar en Hollande, Guillemeau, Dionis & la Motte en France, renonçoient à feur éduction aux moindres obftacles qu'ils y rencontroient; parce que d'un côté ils fe tranquillifoient trop fur les propriétés de leur matière, & que de l'autre ils groffiffoient les dangers qui peuvent réfulter de leur recherche. Ces motifs dont j'ai tant vu de chirurgiens colorer leur pufillanimité méritent d'être pefés à la balance de l'expérience & de la raifon. Aucun ne peut excufer l'homme qui fe rebute trop légérement ; aucun ne peut juftifier celui qui ne fait jamais s'arrêter.

§. 79. Qui ne connoît la fatisfaction qu'éprouve un bleffé lorfqu'on lui montre la balle, auteur de fes maux ? Le plaifir, la fécurité, l'efpérance fe peignent dans fes traits, & cet état de fon ame a les influences les plus avantageufes fur fa bleffure. Le défir d'être délivré de ce corps ennemi lui a prêté des forces & de la conftance ; fi on ne l'extrait pas, il s'attrifte, il s'effraye & tombe dans un abattement moral dont les fuites font quelquefois très-fâcheufes. D'ailleurs la balle retenue, retient à fon tour les pièces d'étoffe qu'elle a chaffées devant elle ; & tant que ces pièces ne font pas forties, il ne faut compter ni fur la ceffation des accidens, ni fur une guérifon durable (a). En prolongeant la fuppura-

______

(a) *Voyez* le Dran, pag. 103. On trouve dans Bagien, Defport, Ravaton, &c. des obfervations curieufes relativement à ce fait de pratique.

tion, elle expose les blessés à périr d'é-
puisement avant qu'on ait pu fermer leur
plaie. Il n'est même pas rare de lui voir
causer des abcès qui, à la vérité, opè-
rent son expulsion, mais dont les ravages achèvent le malheureux effet de son
trop long séjour (a).

§. 80. Ces considérations invitent de
nouveau à ne pas être si prompt à se dé-
courager dans son extraction, sans toutefois autoriser la conduite des chirurgiens
trop entreprenans. Que ceux-ci se tiennent bien sur leurs gardes si jamais ils
sont mandés, comme je l'ai été dernniè-
rement, pour une plaie d'arme à feu,
de plusieurs jours, sensible & tuméfiée à
l'excès, malgré des incisions faites dans
le principe, & la balle y étant encore;
ils ne pourroient introduire leurs instrumens extractifs sans accroître cet état
douloureux, sans risquer de faire avorter

(a) Il arrive de tems en tems qu'une balle
réputée perdue, décèle tout-à-coup sa présence
& son siége par une douleur locale, présage
d'un abcès avec le pus duquel elle ne manquera pas de s'échapper. On doit s'attendre à
cet événement lorsqu'elle devient ambulante,
de stationnaire qu'elle étoit, & le souhaiter en
général, quand il est reconnu que ce corps
étranger ne peut sortir autrement.

le travail de la fuppuration qui va tout
détendre, & d'attirer cette fécherefle,
ce *collapfus delitefcens*, précurfeurs redoutables de la gangrène & des convulfions; & s'ils ofoient en venir à d'ulté-
rieures incifions, ils rejetteroient le bleffé
dans le période orageux au déclin duquel
il touchoit déjà, & dont il n'aura peut-
être pas la force de recommencer le cours.

§. 81. Il y a deux manières de retirer
d'une plaie une balle, ou tout autre corps
étranger. Dans l'une on la fait fortir par
le même chemin qu'elle s'eft ouvert en
y entrant; c'eft proprement l'*extraction*.
Dans l'autre on lui pratique une iffue
particulière, c'eft ce que l'on peut appe-
ler la *contr'extraction* (a). Celle-ci a
lieu lorfqu'ayant paffé le centre de la
partie, le corps étranger s'eft approché
de la furface oppofée. Dans ce cas, on

(a) La Motte veut que l'on dife *impulfion*
& *expulfion*. Les anciens employoient les mots
propulfion, *protufion* & impulfion lorfqu'il
s'agiffoit de la fortie d'un corps étranger par
la partie oppofée; delà leurs *propulfoires*,
leurs *impulfoires* mâles & femelles. M. de
Jaucourt prétend (Art. *Exéréfe*, Dict. Encyclop.), que dans beaucoup d'auteurs, dé-
traction fignifie cette même fortie. Je ne l'ai
trouvé dans aucun.

fait une incision pour arriver à lui, &
donner à la plaie deux ouvertures dont la
communication est d'une grande ressource
pour la mondifier & la guérir. Cette incision, si la balle n'est point sensible au
tact, ne demande pas qu'on fasse de pli
à la peau; mais si elle prononce une tumeur, ou qu'elle soit tout-à-fait extérieure, au lieu de couper sur elle, ainsi
qu'il est d'usage, ce qui ne peut se faire
sans la repousser en arrière, sans que le
bistouri soit sujet à glisser, & sans qu'il
en résulte une plaie frangée & incomplette, il faut soulever les tégumens, les
pincer, & d'un seul coup les diviser dans
l'étendue nécessaire.

§. 82. Les doigts suffisent ordinairement alors pour enlever ce qui se trouve
d'étranger, les morceaux d'habits, la bour-
re, &c. qui fréquemment précèdent la
balle, & la balle elle même autour de
laquelle on cernera avec la pointe du bistouri, si elle a quelqu'adhérence avec les
parties. Mais pour peu que la balle soit
située profondément, son extraction ni
sa contr'extraction ne peuvent guère s'o-
pérer avec les doigts seuls, comme l'ont
dit quelques contemplatifs auteurs. Car
que l'on en enfonce deux dans la plaie
pour y faire l'office de pincettes, ils la

fatigueront par leur volume, & le peu de longueur du pouce qui fera du nombre, les empêchera souvent d'aller auffi loin qu'il le faudroit. Que l'on n'en introduife qu'un, fi l'éloignement de la balle force à le tenir étendu, il la fera rouler fans pouvoir la retirer, & peut-être la perdra-t-il dans l'interftice des mufcles où il faudra enfuite aller la chercher. Si fa proximité permet de le fléchir en guife de crochet, il ne réuffira à la faifir qu'autant qu'il y aura un vide confidérable au fond de la plaie, & rarement encore l'amenera-t il du premier coup.

§. 83. Les inftrumens que j'ai propofés font dans tous les cas beaucoup plus sûrs & plus commodes. Lorfque la balle eft flottante au milieu d'un certain efpace, on va l'y puifer, pour ainfi dire, avec la curette qui ne fauroit la manquer, moyennant la conftruction qui lui a été affignée, & qui la rapporte fans efforts, parce que fa cavité forme un cul-de-fac dans lequel elle fe niche, & que fon bec faillant éloigne les parois de la plaie contre lefquelles elle pourroit heurter. Son effet eft encore plus infaillible quand le doigt placé dans la plaie peut arrêter la balle pendant qu'elle la charge, & la fixer dans

ſa cavité pendant qu'elle la retire. Mais
ſans cela, l'éduction ne doit pas moins lui
en être confiée; & c'eſt en général de cet
inſtrument ſi chéri de Guillemeau (a) qu'il
faut ſe ſervir toutes les fois que la balle
ſe trouve dans des parties lâches, caver-
neuſes, qu'elle eſt libre, ou que couverte
de feuillets cellulaires, il s'agit d'en faire
l'énucléation. On ſent bien qu'elle ne con-
viendroit point ſi ce corps étranger étoit
trop applati, d'un trop gros calibre, fortement ſerré par des muſcles ou des tendons, voiſin d'une capacité, d'un article
où le moindre mouvement riſqueroit de
le précipiter, entouré d'eſquilles que ſon
action pourroit enfoncer dans les chairs,
engagé dans un os; enfin ſi la plaie étoit
étroite & qu'il fût impoſſible de l'aggrandir davantage.

§. 84. Tenue comme une plume à écrire, on l'inſinue doucement en ſuivant la

---

(a) « Entre tous les inſtrumens que j'ai ex-
périmentés, dit ce chirurgien, je me ſuis fort
aidé du tire-balle à cuiller, d'autant qu'il ſert
de fonde & de tire-balle. De ſorte qu'au même
inſtant que la balle eſt rencontrée par icelui,
tout auſſitôt elle peut être priſe & amenée ».
Opér. de Chir. chap. 3, *page* 650. Voyez
auſſi la figure qu'il en a donnée, *planche I*,
fig. Q.

D v

direction de la plaie; on lui fait frapper
la balle afin de la reconnoître de nouveau,
si le doigt n'est pas là pour lui servir de
guide; ensuite la penchant plus ou moins,
on ramasse en quelque façon ce corps
étranger, & on la retire dans la même
inclinaison, pour qu'elle soit moins ex-
posée à le laisser échapper.

§. 85. Avec le cuilleron annexé à la
curette de notre *tribulcon*, on dégage
une balle enclavée, on la retire d'un coin
obscur pour la placer dans une voie plus
évidente; on la retourne pour l'offrir sous
une face plus favorable à son appréhension; on détruit ses adhérences; c'est une
sorte de levier dont l'usage est impres-
criptible.

Il est inutile d'avertir qu'il faut démem-
brer les pincettes dont la curette fait partie, pour se servir de celle-ci séparément.
Cette disjonction s'opère par le moyen du
cliquet tournant, ainsi qu'il a été dit en
son lieu.

§. 86. Lorsque l'on juge qu'elle ne
sauroit convenir, il faut employer les
pincettes. J'ai déjà expliqué de quelle
manière on doit les tenir; le doigt étant,
s'il est possible, dans la plaie & touchant
la balle, on les glisse le long avec l'attention de les fermer. Arrivées à la balle,

on les ouvre proportionnellement au volume dont on la soupçonne, sans les pousser trop loin, ce qui l'ameneroit endeçà des cuillerons, augmenteroit l'écartement des branches, & diminueroit la sûreté de l'étreinte. On la charge, prenant bien garde de pincer en même tems quelque membrane, nerf, ou vaisseau, & on retire l'instrument en lui faisant faire de légers mouvemens latéraux, pour faciliter sa sortie.

§. 87. Cette manœuvre ne fatigue presque point la plaie, parce que les incisions qu'on y a faites lui ont donné assez de largeur pour permettre aux pincettes un libre jeu; & quand même on auroit été obligé de les ménager, la longueur des branches diminuant l'angle qu'elles forment en s'écartant, prévient les distensions, les dilatations violentes dont on a de tout tems accusé les anciennes pinces à bec.

§. 88. Lorsque la balle n'est pas tout-à-fait à la portée du doigt, il faut, comme je l'ai dit en parlant de l'exploration, faire comprimer par un aide (si on ne le peut soi-même) l'endroit du membre opposé à la plaie. Cet expédient la rapproche un peu, & sert en outre à la rendre immobile devant l'instrument. S'il est impos

D vj

fible de la fentir autrement qu'avec la fonde, il faut plus de précautions pour aller la faifir. On introduit alors les ténettes comme fi c'étoit un fimple ftylet, on s'affure encore bien d'elle & de fa pofition, & à la moindre réfiftance qu'on éprouve en la retirant, on la lâche pour la prendre dans un autre fens, ou la dégager, s'il en eft befoin, des enveloppes que l'on a ferrées avec elle. Quelquefois l'ongle qui eft au bout de chaque branche des pincettes fuffit pour cette fpoliation, en grattant la balle, en ufant les lames d'efcarres ou de chair qui la recouvrent. En deux occafions j'ai eu recours au pharingotome dont je ne laiffois paffer la pointe que de quelques lignes, & avec lequel je faifois fur la balle des fcarifications jufqu'à ce que je l'euffe mife à nu.

§. 89. Quand la plaie eft très profonde, qu'on n'a pu pouffer affez loin les débridemens, qu'il fe trouve derrière une cavité où le plus léger effort peut la faire tomber; quand elle eft cantonnée dans un détroit finueux, ou comprimée par les parties environnantes, alors il eft néceffaire de féparer les branches des pincettes pour les introduire chacune en particulier. On commence à en placer une à côté de la balle, on la donne à tenir à un affistant, ou on la tient foi-même d'une main, tandis que de l'autre on difpofe au côté oppofé la branche congénère ; on les réunit enfuite pour les retirer enfemble, & ce procédé fi facile préferve le bleffé des douleurs que caufent les longs tâtonnemens, & la plaie des déchiremens forcés qui réfultent toujours dans ces circonftances de l'ufage des tire-balles ordinaires.

§. 90. Ce n'eft pas tout d'avoir extrait la balle, il faut favoir fi elle étoit feule, & fi elle n'a point entraîné d'autres corps étrangers. Dionis, le Dran, Petit, & tout récemment Schmucker (a), ont vu des coups de feu où de deux balles entrées à la fois par la même plaie, l'une avoit traverfé le membre, & l'autre s'y étoit arrêtée. Ils en ont vu d'autres où toutes deux étoient reftées & occupoient des places différentes. Ce font de ces fingularités dont il eft bon d'être averti, afin que dans le premier cas on ne croye pas toujours, parce qu'une plaie a une entrée

____

(a) Cet auteur a retiré au bout de feize ans une balle de fer reftée dans une plaie de laquelle on en avoit fait fortir une de plomb, la feule qu'on y eut fuppofée dans le tems. *Obf. Chir. tome* 11, *obf.* 33.

& une fortie, qu'elle ne contient point
de balle, & que dans le fecond on ne
néglige pas, après en avoir extrait une,
de faire d'autres recherches, dans la confiance qu'elle n'avoit point de compagne.
Communément les piftolets font chargés
de plufieurs balles & tirés de près, ils
peuvent ne faire qu'une plaie d'où il ne
fuffiroit pas d'avoir retiré une balle, puifque celle qu'on y auroit laiffée occafion-
neroit peut-être des accidens d'autant plus
fâcheux, qu'on en foupçonneroit moins
la caufe.

§. 91. Affez fréquemment la balle
chaffe devant elle les pièces d'habits, de
monnoie, &c. qu'elle a emmenées. Quelquefois elle les difperfe en chemin, &
continue fa courfe. On les rencontre,
tantôt à l'orifice de la plaie, tantôt à fon
fond; s'il y a fracture aux os, les efquilles
les ont accrochées, & c'eft là qu'il faut
les chercher. Lorfqu'elles fe font collées
aux parois de la plaie, elles éludent les
perquifitions les plus exactes. Ces morceaux d'étoffe, de linge, de papiers, en
s'imbibant de fang, imitent fi bien la
chair & les membranes, qu'on peut très-
aifément s'y tromper. Il n'en eft pas
ainfi des fragmens de métal, des débris
d'une montre, d'un bouton, on les ap-

perçoit facilement & on les retire de même.

§. 92. L'extraction de ces divers corps étrangers s'opère avec les doigts, ou les pincettes à panfement, lorfqu'ils font fitués fuperficiellement, plus éloignés ils demandent de longues pincettes, & les nôtres conviennent fort à cet ufage. On peut auffi fe fervir de la curette, fur-tout pour les pièces métalliques. Mais ce feroit faire injure à mes lecteurs que de m'appefantir fur la manuduction de ces inftrumens dans les cas dont il s'agit.

§. 93. La fixation d'une balle dans la fubftance d'un os exige des procédés bien différens de ceux qui viennent d'être expofés. Il eft rare qu'elle perce de part en part un os long fans le fracaffer. Schligting rapporte comme une chofe très-étonnante, en avoir vu une fe faire jour à travers le fémur fans laiffer ni efquilles ni éclat (a). C'eft effectivement un phénomène dont la pratique & les obfervateurs offrent très-peu d'exemples. Plus ordinairement elle s'arrête dans l'épaiffeur de l'os, elle s'y incrufte, & rend plus ou moins pénible l'œuvre de fon extraction. Lorfqu'elle a formé autour d'elle un cercle

____

(a) Vid. *ejus* Fraumatolog. page 53.

de brifures, il eft aifé de la faire vaciller ;
& pour cela, ainfi que pour l'extraire il
fuffit d'un élévatoire, du manche d'une
fpatule ou d'un des ongles de nos pincettes. Si elle eft profonde, il feroit à craindre que ces leviers ne l'enfonçaffent dans
le canal médullaire, & dans cette con-
jonéture délicate, les pincettes infinuées
branche après branche feroient infiniment
plus fûres. Si elle tient trop, qu'elle foit
inébranlable, & que les inftrumens précédens aient échoué, on y applique le
tire-fond auquel elle ne réfiftera qu'autant qu'elle aura contraété une forme très-
irrégulière, qu'elle fe fera applatie dans
l'épaiffeur de l'os, ce dont il faut tâcher
de s'affurer auparavant.

§. 94. On fait que quand les os font
intéreffés dans une plaie d'arme à feu,
les incifions doivent être beaucoup plus
confidérables, afin de mettre en évidence
toute l'étendue de la léfion, de débrider
convenab ement le périofte, de favorifer
le remplacement ou l'iffue des efquilles,
& d'attendre la lente époque de l'exfoliation. C'eft ce qui rend l'ufage du tire-
fond fi facile. On porte cet inftrument
le long du doigt indicateur que l'on a
placé d'avance dans la plaie, & ce doigt
après l'avoir dirigé fur la balle, le foutient

encore pendant fa perforation. Quand on lui a fait faire cinq ou fix tours, on peut le retirer; la balle fuivra, fi elle n'eft retenue par de trop puiffans obftacles. J'ai éprouvé que le mien étoit capable de vaincre une réfiftance de douze livres, fans démordre; & il ne lui faut qu'une très-foible preffion pour percer le plomb le plus compacte.

§. 95. On eft bien furpris d'entendre dire à Ravaton (*a*) *que les propriétés du tire-fond ne font que pure fiction, & que fa méche ne fauroit entrer dans une balle, fut-elle même ferrée dans un étau.* C'eft prouver qu'il ne connoiffoit point cet inftrument, c'eft lutter témérairement contre la pratique journalière & donner à l'expérience de tous les tems le démenti le plus abfurde. Il n'eft pas un ancien qui ne l'ait confeillé dans le cas dont nous parlons, pas un moderne qui n'ait été témoin de fes fuccès; & il falloit être bien paffionné pour avancer un auffi étrange paradoxe (*b*).

____

(*a*) Chir. des Armées, chap. XIII, pag. 115.

(*b*) Il eft encore plus étonnant d'entendre tenir à M. Thomaffin le langage fuivant: « *Le » tire-fond eft un inftrument peu fûr; en en-» trant dans la balle il en augmente le vo-» lume, & conféquemment la difficulté du dé-*

§. 96. Il eſt vrai que le tire-fond n'a point de priſe ſur les balles de fer, ni

---

» *clavement* ». J'en demande bien pardon à cet eſtimable auteur, mais il a parlé d'après les autres, & il a négligé de vérifier le fait. Non : le tire-fond n'augmente point le volume de la balle. A meſure qu'il y pénètre, on voit des filets de plomb s'échapper par les rainures ſpirales de la mêche, comme à travers une filière, & la ſomme de ces filets réunis forme préciſément le volume de la portion de mêche implantée dans la balle. Ces mêmes filets s'entrelacent autour du tire-fond à meſure qu'ils ſortent, & ne le quittent point, ce qui doit tranquilliſer ceux qui pourroient craindre qu'ils ne reſtaſſent dans la plaie, & n'y devinſſent de nouveaux corps étrangers. D'après cette vérité dont chacun peut s'aſſurer, le *tire-fond ne ſauroit accroître la difficulté du déclavement.* « *Il eſt*, continue M. Th...., *dangereux à* » *porter dans les plaies profondes, il peut* » *ſe fourvoyer, piquer les muſcles, les ten-* » *dons, les nerfs, les vaiſſeaux* »... Je conviens bien de tout cela. Auſſi penſai-je avec M Percy qu'il ne doit point être employé à extraire une balle placée dans les chairs, & que ſon uſage doit ſe borner à enlever celles qui ſont engagées dans les os, auxquels on peut le faire parvenir ſans bleſſer les parties ambiantes. *Voyez* le paragraphe 94... « *Il peut*, ajoute-t-il, » *faire éclater les os, ſi l'on en retire les* » *balles avec trop de force* ». La choſe n'eſt pas impoſſible ; mais un chirurgien prudent ſait meſurer la force qu'il doit employer, &

fur celles de cuivre, de verre, de pierre, s'il en exifte de cette matière (*a*) comme le prétend encore ce chirurgien (*b*) qui

céder à propos aux obftacles qu'il ne peut furmonter fans danger. Au refte, ce n'eft pas faire éclater un os que d'en faire fauter quelques efquilles qui s'avanceroient fur le trou de la balle, & c'eft dans la plupart des cas prévus tout ce qui peut arriver ; car dans ceux où il y auroit une réfiftance affez forte de la part de la balle, pour expofer l'os à éclater, le tire-fond n'y tiendroit point affez pour pouvoir l'arracher. M. Th..... termine ainfi : « *En fuppofant que* » *cet inftrument puiffe dans quelque circonf-* » *tance particulière être avantageux, la fû-* » *reté que nous devons rechercher dans toutes* » *nos opérations, exigeroit qu'il fût des deux* » *tiers moins long.* », En cela nos deux auteurs font parfaitement d'accord. On peut voir ce que M. Percy a retranché de la longueur demefurée dont jouiffoit ci-devant le tire-fond. *Differtation fur l'extrait*, &c. *page* 59, §. *LX*.

(*a*) L'auteur de l'hiftoire de la guerre de 1741, dit qu'à la bataille de Fontenoy, nos foldats tirèrent fur les anglois avec des balles de verre empoifonnées, & que le duc de Cumberland, indigné de ce trait de barbarie, envoya à Louis XV une boîte remplie de celles que l'on avoit trouvées dans le corps des bleffés. C'eft une calomnie odieufe que M. de Voltaire a déjà réfutée à l'art. *Hiftoire* du Dict. Encycl.

(*b*) Chap. XII, page 112.

pourtant avoit vieilli dans les armées. Mais il eſt d'une ſi grande reſſource pour extraire celles de plomb, les plus communes de toutes, qu'il eſt impoſſible que quiconque a eu à traiter des milliers de bleſſés ſans vouloir s'en ſervir, n'ait pas à ſe reprocher des fautes & des malheurs.

§. 97. Quelquefois la balle après avoir franchi une paroi de l'os, s'applatit contre l'autre au point de ne pouvoir plus repaſſer par le trou qu'elle a fait en entrant. J'en ai vu une qui s'étoit étendue comme une pièce de vingt-quatre ſols entre les lames oſſeuſes mêmes, & qui ne ſe montroit que de la largeur de quelques lignes. Dans de tels cas, il faut abandonner le tire-fond, & s'adreſſer au trépan à la faveur duquel on ouvrira une large ſortie à ce corps étranger devenu trop volumineux. Cette opération n'eſt pas moins indiſpenſable lorſque la balle eſt de fer, ou ſi ſolidement enchaſſée dans l'os, qu'elle a mis en défaut les moyens & les efforts les mieux concertés. Celſe, Paul d'Egine & Albucaſis l'avoient déjà indiquée dans des circonſtances analogues; Maggius, Paré & Guillemeau l'ont preſcrite dans celles que nous venons d'énoncer; Botal l'avoit mife en ufage; & la plupart des auteurs de nos jours, en la recommandant, ont cité des preuves de fes heureux fuccès.

§. 98. Autrefois on appliquoit le trépan à côté du corps étranger; & comme fon ouverture étoit beaucoup plus petite que celle que s'étoit creufée ce corps, on pratiquoit de l'une à l'autre, avec un cifeau, deux entailles divergentes dont on faifoit fauter l'intervalle, ce qui mettoit bientôt ce corps en liberté (a). M. Defport s'eft encore fervi de ce procédé induftrieux pour dégager une balle implantée dans le *tibia* d'un foldat; excepté qu'ayant placé la couronne tout contre cette balle à la groffeur de laquelle elle étoit proportionnée, il n'eut à emporter que les angles que laiffent néceffairement entr'eux deux cercles contigus (b); & il les fit partir, fans doute,

______

(a) *Ultimum eft, ubi non evellitur (plumbea glans, vel lapis), terebra juxtà forare & ab eo foramine, ad fpeciem litteræ V contra telum os excidere, ficut lineæ, quæ diducuntur ad telum fpectent: eo facto id neceffe eft labet & facile auferatur.* Celf. lib. VII, cap. V. Remarquez ici ce que j'ai dit plus haut, que cet auteur romain avoit vu & mentionné des plaies faites par des balles de plomb, *plumbea glans.*

(b) Page 181.

par deux coupes parallèles qui n'euſſent pu l'être, ſi la balle avoit été d'un plus gros calibre.

§. 99. Souvent auſſi les anciens ſe contentoient de faire avec une eſpèce de gouge qu'ils appeloient *phacotos ſcalprum exciſorium*, des excavations autour du corps à extraire, juſqu'à ce qu'ils l'euſſent entièrement iſolé (*a*). C'eſt par cette méthode qu'un de mes amis a rétiré un éclat de bombe de la jambe d'un canonier, dans la dernière campagne: il fit avec un perforatif, de diſtance en diſtance, des trous qui ſe portoient obliquement vers cet éclat; il détruiſit les ponts, & n'eut enſuite point de peine à en faire l'extraction.

§. 100. Il faut autant qu'il eſt poſſible, placer le trépan ſur la balle même; l'évulſion en eſt plutôt faite, & cette manière empêche les ſuites de l'écraſement que les fibres oſſeuſes ont eſſuyé deſſous, & autour d'elle. Je dis plus: n'eût-elle fait à l'os qu'une forte dépreſſion, ſans s'y encaſtrer, rien ne ſeroit plus utile que d'enlever au plutôt la portion contuſe, par le moyen de la térébration. On préviendroit par-là la carie, les ſuppurations

----

(*a*) Andr. à Cruc. ſect. I, lib. VII.

& les longueurs des exfoliations fouvent
défaftreufes qui réfultent de la pratique
contraire.

§. 101. On fent bien que la couronne
doit être affez large pour embraffer la
balle, & faire voie dans l'os fans la toucher. Lorfque fa trace a la profondeur néceffaire, on cherche à ébranler la pièce
qui part ordinairement attachée à la balle
comme un anneau. Si celle-ci formoit
une trop groffe maffe, ou qu'on man-
quât d'une couronne fuffifamment large,
on trépaneroit à côté; ce qui n'oblige-
roit qu'à une médiocre ouverture pour
laquelle on pourroit s'en tenir au perforatif, ou trépan pyramidal. Cet inftrument
a été confeillé par Guillemeau (a), pour
percer dans l'os un conduit en faux-fuyant
qui doit aboutir fous la balle, & dans
lequel on fait entrer un élévatoire étroit,
afin de la foulever & de la pouffer hors
de fa retraite; autre expédient dont on
pourra tirer parti dans l'occafion, & que
plufieurs chirurgiens célèbres ont préféré
aux précédens.

§. 102. Il peut arriver que n'ayant pu
traverfer toute l'épaiffeur de l'os, elle fe
foit arrêtée à la furface oppofée, & y

______

(a) Chap. IV, page 651.

forme une tumeur senfible: ce feroit alors le cas d'une contr'extraction. On mettroit à découvert cette tumeur au moyen des incifions; & fuppofé que la lame offeufe qui fe trouve voutée ne fût pas fufceptible d'être détachée avec les pincettes, la gouge ou la fcie en crête de coq, on la trépaneroit & l'on chaf-feroit enfuite la balle par derrière.

§. 103. Au furplus quelques balles qu'on avoit, de gré ou de force, laif-fées dans les os, y font reftées fans nuire à la cicatrice, ni caufer d'incommodités. J'ai connu un vieux carabinier, qui de-puis vingt-cinq ans en portoit une au milieu du *tibia* d'où je la tirai après fa mort: elle fervoit de noyau à une exof-tofe. M. Bilguer a guéri un foldat qui n'avoit pas voulu qu'on lui en ôtât une de l'humérus (a). Mais ces obfervations ne doivent point mener à l'indifférence qu'a montrée Dionis (b) fur le compte des balles incruftées dans les os; s'il eft

____

(a) *Curavimus etiam militem*, dit cet écri-vain fi injufte envers les chirurgiens françois, *cui in cavo offis humeri finiftri hærebat glans plumbea quam eximi homo non patiebatur, quæ tamen perfanationem non impedivit.* Diff. de rara artuum amput. page 44.

(b) Page 811.

rare

rare qu'elles en sortent spontanément, il l'est bien plus encore qu'elles y séjournent sans accidens.

§. 104. L'extraction des esquilles s'opère avec les pincettes ou les doigts. Il faut bien se garder de les arracher, pour peu qu'elles tiennent encore; c'est une défense qu'ont faite les auteurs de tous les siècles, & notamment Hippocrate qui, le premier, a averti des dangers de cette précipitation. Lorsque rien ne s'y oppose, on remet en place celles dont on peut espérer le recollement; les autres, on ne doit les retirer qu'après avoir scrupuleusement coupé les adhérences qu'elles ont conservées, & on aura soin de ne point les prendre en travers, ce qui déchireroit les parois de la plaie.

§. 105. Dans une science de faits, les notions générales sont presque toujours des guides infideles. Si l'on ne seme d'exemples le long chemin des préceptes, ou il ennuye, ou il égare. Les règles que je viens d'établir sur l'extraction des corps étrange s des plaies d'armes à feu sont trop vagues, trop indéterminées pour remplir les vues de l'académie, & jetter sur cette matière, qui jusqu'à présent n'avoit encore été qu'ébauchée, tout le jour que son importance exige. Qu'il

E

me foit donc permis de leur donner plus d'extenfion, plus de clarté, en les confidérant dans les bleffures les plus remarquables que préfente la pratique, en les étayant d'obfervations relatives aux différentes parties bleffées, & en les appliquant, felon l'occafion, à l'extraction des corps étrangers des plaies faites par d'autres armes que par celles à feu, objet fecondaire dont je dois auffi m'occuper.

CAS PARTICULIERS.

§. I.

Plaies avec corps étrangers à la tête.

§. 106. Pour peu qu'une balle ait confervé de vîteffe, il eft bien difficile que les os du crâne réfiftent à fon choc. Ils ne reftent dans leur intégrité que lorfqu'elle les a frappés en biais, & que réfléchie par une réfiftance continuelle, elle a été forcée de gliffer entr'eux & la peau. Dans ce cas rare autant qu'heureux, fi elle n'a point d'iffue, elle élève en tumeur l'endroit où elle eft venue mourir, & une fimple incifion fuffit pour la retirer; à moins qu'en chemin faifant elle n'ait détaché des efquilles, ou que s'étant écorchée, elle n'ait laiffé çà &

là quelque portion d'elle-même; car alors il faudroit peut-être découvrir tout son trajet. C'est ce qui arriva à celle dont M. le chevalier de Riv.... fut blessé en 1777, dans le combat singulier qui a été l'époque de tous ses malheurs. Elle entra à la hauteur de l'oreille droite & s'arrêta près le milieu de la gauche, après avoir longé la suture lambdoïde sur laquelle elle avoit abandonné plusieurs parcelles de plomb aigues & tranchantes que je fus obligé d'extraire par un véritable péricopé (a).

§. 107. La balle tombant perpendiculairement sur l'os l'enfonce ou le perce. Quelquefois elle reste prise au passage & déborde plus ou moins en dedans ou en dehors. Quand un de ses hémisphères paroît en entier, on la retire sans peine avec la pointe d'un élévatoire, ou avec le tire-fond que l'on y fait entrer transversalement, pour la soulever ensuite comme avec un levier. Mais si elle a pénétré au-delà de son grand diamètre, & qu'elle ne jouisse d'aucune mobilité, il ne faut point essayer de l'avoir par ces

––––––––––––––––––––––––––

(a) MM. les chirurgiens & médecins de l'hôpital militaire de Nancy furent présens à cette opération.

moyens; il feroit fur-tout bien imprudent d'y planter verticalement le tire-fond; ce feroit rifquer de la faire entrer tout à fait fous le crâne, & de détacher la lame de la feconde table qui la retient encore. Le trépan, que fouvent la fracture feule rendroit néceffaire, eft d'une reffource beaucoup plus fûre pour cette extraction. Ce fut à fa faveur que Botal retira une balle du pariétal d'un transfuge efpagnol, après l'avoir inutilement pincée avec le bec à corbin. *Illam corvino roftro ftrinxi, hæc tamen tam tenaciter offi adhærebat, ut fine magno horrore & periculo illam educi non poffe comprehenderem; quamobrem eam aliâ induftriâ educere putavi; fic ad tertium terebellum* (a) *converfus, glandem cum exili offis ciclo illam cingente profperè extraxi* (b).

(a) J'ai paffé ces mots: *Non autem eo tempore quartum meum excogitaveram.* Ce quatrième trépan étoit une couronne conique & à ailerons tranchans, telle qu'en ont encore aujourd'hui la plupart des chirurgiens françois. Botal s'en attribuoit l'invention; mais Berenger Carpi en avoit parlé en 1518, dans fon traité *de fractura Cranii*, où l'on en voit le deffin, cap. XL, page 281, & il paroît qu'elle étoit déjà connue avant lui.

(b) Page 48.

Ce fut de même en trépanant, qu'en 1723, M. Beaufoleil, chirurgien de l'hôpital d'Angoulême, enleva du pariétal droit d'un garçon tailleur, un morceau de bois pointu faifant partie d'un fagot qui lui étoit tombé fur la tête de très-haut, morceau qui, après avoir pénétré jufqu'au cerveau, s'étoit caffé au niveau de l'os. Comme Botal, ce praticien réuffit à emporter à la fois, & le corps étranger & la portion offeufe au milieu de laquelle il étoit implanté (a).

Enfin, j'ai vu mon père recourir à cette opération pour extraire le bout de la lame d'un gros couteau dont un foldat ivre avoit frappé au front la fervante d'une auberge. Il s'étoit brifé trop près de l'os pour laiffer quelque prife aux inftrumens évulfifs; & il fallut faire conftruire à la hâte une couronne exprès, ce fer étant trop large pour être renfermé dans une couronne ordinaire, le fuccès fut des plus heureux.

§. 108. Dans cette forte de trépan il ne faudroit point de pyramide, parce qu'en l'appuyant fur le corps étranger on s'expofe à l'enfoncer dans le cerveau, & qu'en la plaçant à côté on s'éloigne trop

____

(a) Defport, Obf. XXV, page 374.

du point qui doit être le centre de la couronne. On regrette en lifant la première obſervation de M. Briſſeau, qu'on n'ait pas penſé à cette circonſtance dans l'opération qui en eſt le ſujet. Il y eſt queſtion d'un ſoldat qu'une fléche lancée par un des arbalêtriers de la compagnie bourgeoiſe de Douay, avoit atteint à la tempe où la pointe reſta avec une portion du fût. Je conſeillai, dit ce médecin, d'enlever ce corps étranger par une ſeule couronne de trépan qui l'embraſſeroit. Mais vacillant à meſure qu'on le touchoit, & faute de point d'appui pour le perforatif, on fut obligé d'appliquer la même couronne à la partie latérale poſtérieure, &c. (a) On ſait quel fut le réſultat de ce procédé, & combien le corps étranger qu'on ne put empêcher de s'égarer dans le cerveau cauſa d'accidens, & fut de tems avant d'en ſortir.

§. 109. Une balle après avoir percé la

(a) J'aurois dû dire plutôt que pour pouvoir ſe paſſer du perforatif & de la pyramide dans le trépan appliqué au cas dont il vient d'être fait mention, il faut ſe ſervir d'un morceau de gros carton percé d'un trou du diamètre de la couronne, & le faire tenir ſolidement ſur la partie, juſqu'à ce que la voie ſoit aſſez profonde pour rendre inutile ce conducteur.

première table des os du crâne, peut s'applatir ensuite contre la seconde & même sans la fracturer. Gockelius raconte qu'un nommé *Stipori* en reçut une au front qui fit cet effet singulier, & rendit impuissans tous les efforts & tous les instrumens employés à l'extraire. *Qui globus postquam anteriorem cranii tabulam transeundo fregisset illæsa altera posteriore, inter diploem ac utramque laminam quasi alis munitus per allisionem ita pertinacissimè hæsit, ut nullo labore, nulloque instrumento extrahi potuerit (a).*

§. 110. J'ai obtenu sur le cadavre quelques coups de cette espèce, & plus étonnans encore. Dans l'un, la balle avoit forjetté la table interne, & la tapissoit comme d'une feuille de fer blanc. Dans l'autre, elle se ramifioit en partie dans les cellules du diploë, & remplissoit du reste de sa masse le trou qu'elle avoit fait à la table externe. Dans un troisième elle perçoit les deux tables d'un petit trou seulement à travers lequel une moitié s'étoit alongée comme par une filière, tandis que l'autre restée en dehors ressembloit à une tête de clou. M. Pagès,

____

(a) Consil. Medic. cent. consil. LXXIX.

ancien chirurgien - major du régiment Royal-piémont, cavalerie, en a vu un chez un bleffé, où elle étoit entrée fous le crâne par une fente fi étroite, que fans la trace de plomb qu'elle avoit laiffée fur les bords, on n'eut pu l'appercevoir (a). M. Defport en a cité de pareils (b): dans ceux-ci, la balle s'étoit laminée en tout ou en partie, en paffant par la fente qui lui avoit fervi d'entrée; dans ceux-là, elle avoit confervé extérieurement une forme demi-fphérique, tandis qu'intérieurement elle étoit foliée. Dans le plus remarquable de tous, la portion folide s'étoit féparée de la portion émincée, & cette dernière avoit gliffé bien loin fur le plan incliné que lui avoit prêté la table interne détachée d'un côté feulement, ou avoit pouffé devant elle une pièce de cette table à laquelle elle s'étoit collée. Tous ces coups exigent abfolument le trépan que l'on multiplie felon les ravages qu'a exercés le corps étranger, l'étendue de la léfion que les os ont foufferte, & la quantité, la grandeur & la pofition des efquilles. Si *Go-*

***

(a) Journal de Médecine, année 1770, tome II, page 177.

(b) Art. III, §. IV & V, page 351 & fuiv.

ckelius y avoit eu recours, au lieu du tire-
fond qu'il eut tant de peine à faire entrer, *propter duritiem materiæ plumbo
admixtæ*, il n'eut pas été réduit à abandonner au fort des événemens la balle
de *Stipori*.

§. III. Après s'être ouvert une voie
suffisante pour remplir les diverses indications, si l'on rencontroit des parcelles
de plomb difléminées pêle mêle avec les
débris de la seconde table, il faudroit
les enlever avec les pincettes à pansement; mais si la balle étendue comme
une pièce de monnoie étoit couchée sur
la dure mère & y adhéroit par des aspérités, pourroit-on l'y laisser jusqu'à ce que
quelques points de suppuration vinssent
briser ses attaches? C'étoit l'avis de **M.**
Desport, qui craignoit avec raison l'irritation & la violence d'une extraction pré-
cipitée. Pour moi, il me semble qu'il
vaudroit mieux dans certains cas emporter tout de suite la portion de meninges
où la feuille est enracinée; aussi bien la
suppuration la consommera-t-elle; & peut-
être même sera-t on obligé d'en venir à
cette excision pour vider un abcès que
cachoit cette membrane. C'est ce qui s'est
vu chez le sieur Dubos, chirurgien employé à l'armée d'Italie & blessé d'un

coup de feu à la tête, à la bataille de Parme (*a*).

§. 112. Lorsque la balle a pénétré dans le cerveau, cas beaucoup plus commun que les précédens, il faut bien des précautions pour en faire la recherche & l'extraction. Supposé qu'elle ne fût pas allée au delà de la substance cendrée, on pourra appercevoir sur la surface du viscère une élévation qui indiquera le lieu de sa présence ; & son entrée, si elle a plongé en ligne directe, se reconnoîtra à la pulpe cérébrale que l'on verra sortir. C'est par - là qu'avec infiniment de circonspection on introduira un gros stylet boutonné, prenant bien garde de faire de fausses routes, & d'aller trop loin, ce qui seroit capable de causer sur le champ au blessé des convulsions mortelles, ou d'attirer dans peu un dépôt funeste (*b*). Si on est assez heureux pour

---

(*a*) Desport, XXVII Obs. page 391.

(*b*) En 1699, on voulut faire le procès au nommé Kinske, chirurgien du village de Worpzig, à qui on imputoit la mort de M. de Wietersheim, parce qu'il lui avoit sondé à plusieurs reprises avec un long stylet de fer, une plaie d'arme à feu pénétrante dans le cerveau. Quelques facultés consultées pour ce fait prononcèrent contre l'ignorant Barbier. Mais

la découvrir, on la chargera avec nos pincettes plutôt qu'avec les crochets & les curettes recommandés par les auteurs; & lorsqu'on l'aura extraite, on portera le petit doigt dans la plaie pour favoir s'il n'y auroit pas d'autres corps étrangers lesquels il feroit également important de retirer, & qu'on enleveroit facilement avec de fimples pinc ttes à panfement.

§. 113. Je ne parle point de la né- ceffité de p atiquer au préalable par plu- fieurs couronnes de trépan, rapprochées & confondues, une large entrée aux inf- trumens, fi la fracture & la fouftraction des efquilles ne la leur ont pas ouverte d'avance. Cette néceffité eft trop fenfible pour m'y arrêter. J'ai eu la douleur de voir périr un bleffé qu'on eût fauvé peut- être, fi on avoit eu cette attention. La balle après avoir fait au centre d'un des pariétaux un trou rond & égal, avoit pé- nétré jufque dans le cerveau. Le chi- rurgien (c'en étoit un de ceux qui abon- dent toujours dans leur fens) la faifit du premier coup avec fes pincettes; mais

celles de Halle & de Wirtemberg ne l'ayant pas chargé, il fe tira de ce pas inquiétant. *Vid. Valentini Novell. medico legales*, cas 39, page 779.

faute d'une ouverture fuffifante pour l'amener en dehors, il fut obligé de la laiffer retomber, & quand après l'application du trépan, par où il eût dû commencer, il voulut la reprendre, il ne la retrouva plus.

§. 114. Quelque déplorable que foit la fituation d'un bleffé à qui on n'a pu retirer du cerveau une balle, ou tout autre corps étranger, elle n'eft cependant pas abfolument fans efpoir, ainfi que le prétend Wepfer (*a*). M. *Sandifor* a publié, il n'y a pas long-tems, une obfervation du chirurgien *Hooch*, fur un particulier parfaitement guéri d'un coup de feu à la tête, malgré qu'on eût été forcé de laiffer la balle dans le cerveau, à caufe des convulfions qui furvenoient chaque fois que l'on tentoit de l'en ôter (*b*). *Pallas*, *Fiedling*, feu M. *Morand*, *Antoine*, *Hoog*, *Ferdinand Martini*, M. *Gooch*, en ont communiqué d'également confolantes. *Horftius* rapporte la guérifon d'un foldat dans l'os fphénoïde duquel une longue tige de fer étoit reftée engagée (*c*). *Thomas Bar-*

(*a*) *Differt. de Apopl.* page 288 & 345.
(*b*) *Thefaur. Obf.* tome III, page 83.
(*c*) Obferv. Med. obf. XIX.

tholin a vu un homme furvivre bien portant pendant quatorze ans, à une bleffure dans laquelle une pointe d'épée de plufieurs pouces s'étoit perdue dans le cerveau (*a*). *Zacutus Lufitanus* ayant fait ouvrir une fille morte d'une fièvre maligne, on lui trouva entre le crâne & les meninges, une lame de couteau dont elle avoit été bleffée huit ans auparavant. Les ouvrages de *Dominique Sala*, *Preuffius*, *Veflingius*, *Anel*, & fur-tout de *Manget*, contiennent des faits femblables; & les anciens en avoient été fi fouvent témoins, que *Guillaume de Salicet* n'a pas craint de défendre de retirer les flèches entrées dans le cerveau, fous prétexte que la nature fe familiarifoit avec elles, lorfqu'elle n'avoit pu opérer leur éjection (*b*).

§. I I.

Plaies avec corps étrangers à la face.

§. 115. Une balle peut avoir fracturé la paroi antérieure des finus frontaux, épargné la poftérieure & s'être canton-

---

(*a*) *Act. Hafn. vol. XI*, *obf. CXXXII.*

(*b*) *Voyez* cette abfurdité dans fon ouvrage qui en contient de bien plus grandes encore.

née dans leur cavité. Ravaton & MM. Collignon & Schmucker (*a*) y en ont trouvé ; & ce qu'il y a de furprenant, c'eft que des morceaux de fer, & des balles tout entières y ayant féjourné pendant de longues années, en foient enfuite fortis par le nez, ainfi que l'atteftent en plufieurs endroits les Ephémérides des curieux de la nature.

Il ne doit pas être difficile d'extraire une balle arrêtée dans ces finus ; on ne craint plus aujourd'hui de les trépaner. Si elle s'étoit moulée fur leurs anfractuofités, il feroit néceffaire de brifer les cloifons offeufes qui la retiendroient, & la dégager avec un petit élévatoire. On appliqueroit le tire fond fi elle étoit fituée dans un coin affez folide pour ne pas enfoncer. Si on avoit befoin d'élargir fon entrée, on pourroit le faire avec des cifeaux à lames courtes & fortes. Mais s'il y avoit quelques fymptômes qui annonçaffent la prochaine néceffité du trépan, il vaudroit mieux ufer de ce moyen pour la première table en attendant que les fymptômes accrus forçaffent à l'appliquer à la feconde.

____

(*a*) Mélanges de Chirurgie Allem. page 24, 5.

§. 116. Tous les blessés qu'une balle frappe à l'œil, ne sont pas aussi heureux que celui à qui Covillard le replaça, dit-on, dans l'orbite d'où un corps étranger venoit de le chasser. C'en est fait de cet organe, pour peu que la balle l'ait touché; & si elle s'y est fixée, il faut promptement en faire l'excision. S'il arrivoit qu'il s'en logeât une dans les graisses qui remplissent le fond de l'orbite, on se serviroit, pour l'extraire, d'un des cuillerons de nos pincettes; & on imiteroit pour la reposition de l'œil les procédés de Covillard.

Stalpart Van-der-Wiel raconte la peine qu'eut son collégue *Corneille Solingen* pour retirer une pointe d'épée de cinq pouces de long, dont *Guillaume Arthon* avoit été blessé au grand angle de l'œil droit, & qui probablement, dit cet observateur, s'étoit implantée dans l'os cunéiforme. La lame s'étant cassée très-près de la peau, il fallut pour arracher ce fer, dont il a fait graver la figure, recourir à une forte pince. Encore ne sortit-il qu'avec beaucoup d'efforts. *Non sine magna vi & molestia extraxit (a).* Je me suis trouvé approchant

____

(a) *Obs. rar. Med. Chir. Anat. cent. post.* Obs. VIII, page 63.

dans le même cas: le nommé Despilliers, maître d'armes au régiment de
Normandie, reçut dans un assaut un si
furieux coup de fleuret à l'œil droit, que
le bouton rentra dans la lame, & que
celle-ci se rompit au niveau du globe,
laissant dans le crâne un bout de la longueur de près d'un demi-pied. Le blessé
tomba sans connoissance, & bientôt le
gonflement vint cacher ce qui paroissoit
encore de ce corps étranger. Je fus obligé
de fendre & de vider l'œil pour donner
de la prise aux instrumens. Les pincettes
que j'avois sur moi n'étant pas assez fer-
mes, j'envoyai chercher chez un horloger
du voisinage, une pince à écrou que je
serrai le plus qu'il me fut possible: alors
l'extraction ne souffrit plus de difficulté.
Mais Despilliers mourut quelques semaines
après, plutôt encore des suites de son
intempérance, que de celles d'une blessure aussi fâcheuse.

§. 117. On ne doit pas hésiter de
faire l'incision de l'œil, lorsqu'on ne
peut autrement le délivrer d'un corps
étranger d'un certain volume. Un soldat
l'ayant eu percé par un éclat de bois
de la longueur & de la grosseur du petit doigt, on aima mieux, au rapport

de *Bidloo* (*a*), couper cet éclat tout près de la cornée, & attendre que la suppuration procurât la sortie du reste, que de l'extraire d'une seule pièce, moyennant deux incisions latérales qui l'eussent dégagé. L'œil ne se fondit qu'après les douleurs les plus atroces, & pensa entraîner l'autre dans sa perte; accidens qu'on eût prévenus en sacrifiant de bonne heure cet organe dont aussi bien on ne pouvoit espérer la conservation.

§. 118. *Samuel Scharschmid* a retiré de l'orbite à un militaire un fragment considérable de verre, & à un autre un grand bout de tuyau de pipe de terre (*b*). On sent combien il seroit dangereux d'écraser de tels corps étrangers; & c'est ce qui arriveroit si on les serroit trop en les saisissant, & si on n'avoit la précaution de garnir eux, ou les mors des pincettes, de quelqu'intermédiaire doux, comme linge, charpie, &c.

§. 119. Il n'est pas difficile d'extraire une balle arrêtée dans les fosses nasales. Elle y est rarement enclavée, & hors de la portée du doigt, des pincettes ou

----

(*a*) *Exercit. Anat. Chir. pag.* 42 *de extran. ex vuln. eximendi Method.*

(*b*) Tome IV, page 60, *edit.* de 1746.

du tire-fond. On peut la pousser dans sa bouche, si elle n'est pas susceptible d'être ramenée par le nez, c'est la voie qu'elle choisit d'ordinaire lorsqu'on lui donne le tems de sortir spontanément. M. Bagieu dit avoir vu des personnes en cracher tout-à coup, qu'elles avoient portées très long-tems; & les mémoires de Berlin font mention d'un officier qui en rendit une ainsi au bout de vingt-cinq ans.

§. 120. La balle entrée par le nez peut se jetter dans les sinus maxillaires. J'y en ai fait passer une dans mes expériences sur le cadavre. Il faudroit l'y laisser, si elle ne causoit point d'accidens, & dans la supposition contraire, la térébration seroit le seul moyen de l'en tirer. Si elle y avoit pénétré par la joue, & que le tire-fond fût sans effet, pour donner aux pincettes la facilité de la charger, on seroit peut-être obligé d'agrandir son ouverture avec des cisoires ou avec une petite couronne conique de trépan qui y feroit l'office d'une lime ronde. Un de ces trépans pleins & solides dont l'usage étoit si familier aux anciens dans les lésions du crâne, & que nous avons eu sans doute tort de négliger, seroit bien plus commode encore pour cette ampliation. Au reste, on en a abandonné dans ces cavités qui n'y ont jamais fait le moindre mal. Ravaton en cite plusieurs, & il y auroit souvent moins d'inconvéniens à prendre ce parti, qu'à défigurer un blessé par de grandes incisions, toujours à éviter, le plus qu'on peut, dans les plaies de la face.

§. 121. Ces plaies sont sujettes à devenir fistuleuses lorsqu'elles ont ouvert un sinus. Voici à cette occasion une histoire puisée dans *Fabrice de Hilden*, qui la tenoit de *George Faber*, témoin oculaire du fait : un particulier de Rosback badinant avec son ami en reçut un coup d'épée avec son fourreau qui lui perça la joue & brisa l'os maxillaire. Ce fourreau avoit un bout de cuivre, ou si l'on veut, une douille qui resta dans la plaie, & l'on n'y fit pas attention. On prit sa cavité pour le trajet de la plaie même ; & pendant quatre années on ne cessa de la tamponner de bourdonnets & d'onguens, comme si c'eût été une fistule. Enfin cette douille devint mobile, & l'on crut que c'étoit une grande esquille qui alloit se détacher, mais on fut bien surpris de ne retirer à la place qu'un morceau de cuivre encore rempli de drogues exfoliatives & de trochisques.

§. 122. Une balle fixée dans la mâchoire inférieure ne peut offrir aucune indication dont on ne foit déjà averti. M. d'Arc, chirurgien-major du Corps-Royal, m'a affuré en avoir vu une caffer une dent molaire d'en bas, & s'enclaver entre les deux collatérales d'où il la fit fortir avec la pointe de fa fpatule. *Bartholin* en a retiré une autre du fond de la gorge avec de longues pincettes; *Job à Méck'ren*, une troifième de la partie la plus épaiffe de la langue, moyennant des incifions & une curette; & une pareille opération eft rapportée dans les notes fur la chirurgie de *Barbette* par Manget, qui dit qu'elle ne fut faite qu'au bout de fix ans, & que pendant ce laps de tems la perfonne avoit été bègue à l'excès. En un mot, il n'eft point d'endroits de la bouche que ce corps étranger ne puiffe occuper; c'eft pourquoi dans les coups de feu qui intéreffent cette cavité, il faut foigneufement en parcourir l'étendue avec le doigt afin de faire les extractions néceffaires avant que le gonflement ne vienne fermer totalement les mâchoires.

§. 123. M. le Roi (a) a réuffi avec de fimples pincettes à retirer une pointe d'é-

―――――

(*a*) Journal de Médecine, tome XXI, page 153.

pée qui avoit pénétré par la joue jusqu'au voile du palais. Dans ce cas, pour donner plus de force à l'inſtrument, il faut prendre le corps étranger en travers, & tout près de l'axe ou du point de jonction des branches; comprimer les anneaux avec la main entière, au lieu d'y mettre deux doigts ſeulement, & le ſerrer encore par les branches avec les doigts de l'autre main. Si malgré cette précaution, il étoit trop foible, on auroit recours au bec à corbin, & même, s'il en étoit beſoin, aux pinces des artiſans. *Ambroiſe Paré* n'ayant pu avec ſes inſtrumens ordinaires, extraire à M. le duc de Guiſe, bleſſé devant Boulogne, le fer & une portion du bois d'une lance qui avoit traverſé depuis un peu au deſſus du nez, jusqu'entre la nuque & l'oreille, fut forcé d'emprunter la tenaille d'un maréchal dont il ſe ſervit avec le plus grand ſuccès (a). Tant il eſt vrai que la néceſſité n'a point de loix, & que tout proſpère dans les mains de l'homme ingénieux & habile.

____

(a) Voyage de Boulogne en 1555. Dubellay raconte que ce ſeigneur ayant reçu une ſi terrible bleſſure, ſon père dit aux chirurgiens : ne traitez pas mon fils comme un prince, mais n'épargnez pas plus ſa peau que celle d'un pionnier ou d'un goujat.

§. III.

Plaies avec corps étrangers au col.

§. 124. Il eft d'autant plus difficile d'extraire une balle fituée dans l'épaiffeur du col, que les incifions font moins permifes en cette partie à caufe de la quantité de vaiffeaux importans qui y paffent ou s'y diftribuent. Il feroit bien imprudent d'enlever celle qui, placée fur une artère, empêcheroit une hémorragie redoutable, & c'eft une attention que dans aucun cas il ne faut perdre de vue. Celle qui comprimant le nerf récurrent, la trachée-artère, ou l'œfophage, auroit caufé la perte de la voix, ou nuiroit à la refpiration & à la déglutition, exigeroit d'être promptement retirée. Le fieur Janin, ancien bas-officier aux Gardes Suiffes, en ayant reçu une à la journée de Fontenoy, à côté du cartilage thyroïde, on n'ofa en faire la recherche, & le feizième jour elle fortit par les felles, au rapport de ce brave homme dont j'ai examiné la cicatrice, & dont je connois la véracité. Elle avoit, comme on le penfe bien, percé par fon féjour & fon poids le canal alimentaire, & étoit de là tombée dans l'eftomac.

§. 125. Pour en faire fortir une de la trachée-artère, *Birche* (a) affure que *Chriftophe Wren* fufpendit le bleffé par les pieds, & réuffit ainfi à le fauver. On pourroit à la rigueur imiter ce procédé fingulier, fi un corps étranger d'un fi gros volume n'avoit pas caufé un étouffement foudain, & s'il falloit le ramener du fond du canal vis-à-vis l'ouverture par laquelle il y feroit enrré. Mais la trachéotomie feroit une reffource que dans une telle circonftance un praticien éclairé balanceroit moins de mettre en ufage. *Rota* en avoit déjà prévu la néceffité (b), & fes fuccès dans ces cas analogues invitent affez à y recourir dans celui-ci (c).

§. I V.

Plaies avec corps étrangers à la poitrine.

§. 126. Nous avons vu, M. *Saucerotte* & moi, un gendarme bleffé d'un coup de piftolet, chez qui la balle réfléchie par un bouton de la vefte, au lieu

______

(a) Obf. Chir. tome III, page 102.
(b) Page 101.
(c) *Voyez* le favant mémoire de M. Louis fur cette opération, dans le quatrième volume de ceux de l'Académie de Chirurgie.

d'entrer dans la poitrine, comme elle eût fait fans cette rencontre, avoit labouré dans l'intervalle de la quatrième & de la cinquième côte, depuis le fternum jufqu'à l'épine dorfale. M. le Vacher a vu chez un grenadier Royaux, la même circumduction (*a*). *Valeriola* (*b*) & Riedlin (*c*) en avoient déjà cité chacun un exemple, l'un dans la perfonne d'un praticien d'Arles, l'autre dans celle d'un capitaine célèbre ; & il eft effentiel, lorf-qu'on vifite un bleffé, de fe rappeler la poffibilité de ce coup, afin de ne pas prononcer inconfidérément fur la pénétra-tion de la plaie. La nature des fymptô-mes, & une exploration adroite indique-ront cette heureufe déviation de la balle ; & peut-être une tumeur fenfible à la vue ou au tact en annoncera-t-elle la préfence dans quelque point de l'enceinte thora-chique d'où il fera facile de la tirer.

§. 127. Une balle qui devoit entrer dans la poitrine refte quelquefois prife entre deux côtes fans pouvoir aller plus

---

(*a*) Mém. de l'Acad. de Chir. tome III, page 35.
(*b*) Exercit. lib. V, obf. VIII.
(*c*) *Curat. Medic. Millenar, Cur.* 72 , *edit. de* 1709.

loin.

lom. *Bidloo* a vu ce cas chez le général anglais *Lenier* (a). Elle étoit serrée par deux des vraies côtes d'en haut, & ne fut point extraite, malgré les instances de cet auteur, à qui les chirurgiens soutinrent qu'il se méprenoit. Le blessé ayant été là victime de cette diversité d'opinions, l'ouverture de son cadavre ordonnée par le roi, ne montra que trop combien celle de *Bidloo* étoit fondée. Pour dégager une balle encastrée de la sorte, il suffit, après des incisions dans lesquelles il faut éviter l'artère intercostale & le poumon, de passer par-dessous le doigt, une petite curette, un élévatoire recourbé, ou un crochet mousse, pour la faire sortir en la tirant à soi. Nos pincettes seroient également utiles; & rien ne favoriseroit tant l'effet de ces moyens, que de profiter du moment de l'inspiration, & d'appuyer sur la côte inférieure pour l'empêcher de s'élever avec les autres.

§. 128. Il ne semble pas qu'une balle arrêtée entre deux côtes puisse opposer une grande résistance: cependant quelques-unes n'en ont été retirées qu'après bien des efforts, & plus elles avoisinent la colonne épinière où les côtes sont fer-

______

(a) *Oper. jam cit.* page 42.

F

mement rapprochées, plus il en coûte de
peine pour les avoir. A la bataille de
Raucoux, M. le marquis *de Ségur* en
reçut une qui paſſa entre la quatrième
& la cinquième vraies côtes d'en bas,
traverſa les poumons, & vint ſe nicher
entre les pareilles côtes de la partie op-
poſée, ſans faire de fraĉture aux unes ni
aux autres. Le chirurgien qui eut le bonheur de la découvrir à force de palper
autour de la poitrine, éprouva beaucoup
de difficultés à l'extraire, encore qu'elle
fût placée au centre de l'arc des côtes
où leur eſpace eſt plus large & où elles
ſont plus ſuſceptibles d'être écartées ſ'une
de l'autre.

§. 129. La ſtruĉture ſpongieuſe du
ſternum permet volontiers à une balle
de s'incruſter dans cet os; mais elle offre
auſſi de grandes facilités pour l'en ôter.
On y réuſſit en enfonçant ſous elle un
poinçon, une tarière, que l'on fait jouer
enſuite comme un levier, ou en prati-
quant à l'entour quelques entailles avec
la pointe d'un ſcapel à dos. Quand elle
tient aſſez pour ſouffrir l'aĉtion direĉte
du tire-fond, ou qu'on peut y planter
celui-ci horiſontalement, c'eſt bientôt
fait de la déloger; & le trépan ailleurs
ſi néceſſaire, ne l'eſt ici qu'autant que

ees expédiens n'ont point eu d'effet, ou que la balle prête à tomber dans la poitrine en rendroit l'usage trop incertain. Si elle a passé outre, comme le trou qu'elle a fait est ordinairement franc, & par conséquent très-étroit, il faut l'agrandir de la manière dont il a été dit §. 2, afin de pouvoir la saisir avec nos pincettes, ou de faciliter dans la suite son émission, en faisant coucher de tems en tems le blessé sur la plaie.

§. 130. On a proposé de trépaner le sternum pour extraire une balle qui, en traversant la poitrine, s'est arrêtée dans la duplicature du médiastin. Ce seroit effectivement l'unique ressource dans cette conjoncture. Mais il faudroit auparavant être bien sûr qu'elle y fût, & on sait combien à cet égard les signes sont decevans (a).

§. 131. Si une balle venoit à frapper le cartilage xiphoïde, il pourroit plier devant elle ou se fendre, pour se relever, ou se resserrer après son passage, &

(a) Purman est, je crois, le premier qui ait trépané le sternum. Il a fait deux fois cette opération sur laquelle feu M. de la Martinière a établi des principes dont la chirurgie avoit manqué jusqu'à lui.

dérober ſi bien ſa marche, que quand même elle ſeroit reſtée dans les muſcles, on ne réuſſiroit, ni à la trouver, ni à l'extraire. Cette remarque appartient à *Guillemeau* qui avoit eu occaſion de la faire ſur M. *de Malécorne* bleſſé à Maleſſey en Poitou; & il eſt bon de la connoître, afin d'être ſur ſes gardes dans une ſemblable occurrence, & de pouvoir détruire un obſtacle dont peut-être on ne ſe ſeroit pas douté.

§. 132. On ne doit point tenter l'extraction d'une balle égarée dans les poumons, à moins que par le plus heureux haſard le lobe qui la renferme ne ſoit adhérent à la plévre, & ne permette au doigt ou à la ſonde de la découvrir. Alors on étendroit convenablement la plaie extérieure, & ſans toucher à l'eſcarre qui forme autour de celle du poumon une ſorte de muraille inſenſible, on iroit avec nos pincettes introduites d'une ſeule pièce, ou branche par branche, s'emparer du corps étranger. Le Dran qui m'a fourni cette rare exception, Deſport & Bagieu défendent dans tout autre cas de faire aucun eſſai, & ils ont bien raiſon. Mais ils regardent comme inévitable la perte du bleſſé, pour peu que la balle ſéjourne dans ſes poumons, & cependant il en réchappe quelques-uns. Delius attefté qu'un foldat en touffant, en rejetta une dont il avoit eu la poitrine percée long-tems auparavant (*a*). Murat en a trouvé une dans le poumon gauche d'un homme qui, après fa bleffure, n'en avoit pas moins vécu vingt ans en bonne fanté; & un feigneur dont l'amitié m'eft très chere, M. le marquis de Bavilly eft encore aujourd'hui bien portant, quoiqu'il ait expectoré plufieurs poftes, & jufqu'à des étouppes qui avoient fervi à bourrer le fufil, dont il reçut le coup à la poitrine il y a dix ans.

§. 143. Du poumon, la balle peut paffer dans la capacité de la poitrine où il eft poffible auffi qu'elle foit parvenue d'emblée fans l'attaquer: Faudac prefcrit de ne point l'y laiffer, comme fi fon extraction étoit toujours au pouvoir de l'art! On doit peu compter alors fur les inftrumens, encore que Botal ait tant vanté fa fonde plate & recourbée. Il y a plus de fecours à attendre de la fituation qui, fi la balle eft flottante, l'amenera peut-être feule à l'orifice de la plaie. Les anciens plaçoient le bleffé fur deux tables féparées l'une de l'autre, de manière que

---

(*a*) *Amœnit. Medic. pract.* tom. V, p. 154.

la plaie répondît à leur intervalle & fût plus ou moins déclive. Ils faifoient mouvoir le tronc en tout fens, & épioient la balle pour la retirer avec des pincettes ou une fonde en crochet, en cas qu'elle fe préfentât (*a*). Cette méthode également praticable au lit, peut réuffir, fi la balle n'a pas quitté le côté de la poitrine où eft la plaie, & fi elle y balotte librement. Mais fi elle s'eft jettée jufque dans l'autre cavité, fi elle réfide dans le médiaftin, ou qu'elle foit retenue de quelque façon, ce fera vainement qu'on la mettra en ufage. Après tout, fi le bleffé étant couché fur le côté de fa bleffure & au bord du lit, la balle dérangée fe rapprochoit affez pour être fentie avec le ftylet, ou une fonde de poitrine, on tâcheroit de l'attirer avec la curette, ou de la faifir avec nos pincettes qui rifqueroient encore moins de la laiffer échapper.

§. 134. *Diemerbroek* & *Manget* (*b*) ont connu chacun une femme qui depuis long-tems portoit dans la poitrine une balle qui y rouloit au moindre mouvement qu'elle faifoit. *Valeriola, Schaar-*

<hr>

(*a*) Botal, page 58; Ferri, page 43, &c.
(*b*) Bibliot. Chir. lib. XVIII, page 558.

fchmid & *Bidloo* (a) affurent à-peu-près la même chofe de différens bleffés; de forte que l'on ne doit nullement défefpérer du falut de celui à qui on n'en auroit pu extraire une de cette capacité.

§. 135. On lit dans les obfervations de chirurgie de M. *Rémont de Vermaille* (b), l'hiftoire du turc Haly-Chaoux, auquel ce praticien arracha une portion de lame de poignard de la longueur de fix pouces, enfoncée fous les côtes, & dont le diaphragme & le rein avoient été percés. Il fallut d'énormes incifions pour en appercevoir l'extrêmité; & ce fut avec le bec à corbin que s'en fit l'évulfion. Toute autre pince auffi maffive eût été auffi bonne; & la courbure de cet inftrument la plupart du tems inutile & embarraffante, ne fait, ainfi qu'il a déjà été dit, que diminuer la force de l'étreinte. Lorfqu'il s'agit de vaincre une puiffante réfiftance, les pinces droites à branches courtes & à longues jambes, font infiniment plus fûres: c'eft au chirurgien à les mettre à portée d'atteindre le corps étranger par des incifions & une manuduction bien entendues.

____

(a) Page 40.
(b) Page 126.

§. 136. Telles étoient celles qu'employa M. M….. chirurgien major adjoint de l'hôpital militaire de B….. pour retirer au nommé *Tonnerre*, grenadier au régiment de Picardie infanterie, un bout de fleuret aiguisé, de sept pouces passés de long, qui après avoir traversé le tendon du grand pectoral, les muscles intercostaux & un lobe du poumon, s'étoit fiché dans le corps de la quatrième vertèbre dorsale, & cassé à rase peau. Mais malheureusement on avoit songé trop tard à ce corps étranger qui ne sortit qu'avec les plus grands efforts, & dont la mort du blessé suivit de près l'inutile extraction. Leçon frappante pour ces chirurgiens inattentifs qui passent si légérement sur l'inspection d'une plaie pénétrante, & qui négligent la sage précaution de s'informer de l'arme qui l'a faite !

§. 137. J'ai vu feu M. *Sorbier*, retirer à un gendarme une pointe d'épée qui s'étoit rompue dans une côte (a). L'opé-

___

(a) Lorsqu'on a à extraire des corps durs & lisses, comme ceux d'acier trempé & poli, il seroit bon que les mors des pinces fussent enduits de cire ou entourés de ficelle, ou garnis d'un petit ruban de fil ; ou que ces applications se fissent sur le corps même, pour ne pas le saisir à nu, ce qui le feroit glisser, & rendroit son évulsion bien plus pénible.

ration ne fut ni longue ni difficile, parce que cette pointe débordoit beaucoup. Il y auroit eu plus de mérite à la faire fortir, fi, brifée plus bas, elle n'eut point laiffé de prife à l'inftrument; circonftance délicate, dans laquelle il étoit réfervé à M. *Gérard*, ancien chirurgien en chef de l'hôpital de la Charité de Paris, de montrer autant d'adreffe que d'induftrie. On fait que ne pouvant faire ufage de fes pinces pour extraire un bout de lame de couteau qui caffé au milieu, & prefqu'au niveau d'une côte, la dépaffoit d'un pouce intérieurement, ce praticien s'avifa de fe mettre au doigt un dez à coudre pour le repouffer de dedans la poitrine en dehors, & que ce moyen eut tout le fuccès qu'on devoit en efpérer *(a)*.

Voilà un exemple de ces reffources imprefcriptibles que le génie feul a droit de fuggérer, que l'occafion fait naître quelquefois, que rarement on prévoit d'avance, & que je n'aurois pu indiquer ici, fi je n'euffe pris le parti d'expofer les obfervations & les faits auxquels on en eft redevable.

_____

(a) *Voyez* les notes de la Faye fur Dionis...... & le Mercure de France de 1743.

§. V.

Plaies avec corps étrangers au bas-ventre.

§. 138. Rien de plus simple que l'extraction d'une balle cantonnée dans les muscles abdominaux.

§. 139. Si elle a pénétré dans la cavité, on doit la regarder comme perdue, & pour me servir des expressions de *le Dran* (*a*), ne pas s'amuser à la chercher. *Botal* conseilloit encore en ce cas la situation & la sonde. On ne risqueroit guère de recourir à l'une, quoique le paquet intestinal se présentant sans cesse devant la plaie (laquelle on n'amplifie qu'autant qu'il y a des étranglemens à faire cesser, ou des parties à réduire), empêche le corps étranger de s'y présenter lui même. Mais il ne faut user de l'autre qu'avec bien de la circonspection, parce que le moindre attouchement suffiroit pour crever un intestin que la balle en passant auroit froissé. Au reste, cet auteur par-tout ailleurs si ardent à la poursuite d'une balle égarée, s'en désistoit aisément lorsqu'elle l'étoit dans le bas-ventre. J'y en ai laissé, dit-il, sans ac-

____

(*a*) Page 206.

cidens, & fans qu'elles euffent nui au rétabliffement des bleffés; ce qui ne feroit pas arrivé, fi je me fuffe obftiné à vouloir les retirer. *Aliquot herclè vidi in inferiore ventre fauciatos cum penetratione, qui cum glande fupervixerunt ; quod non foret, fi eam perquirere ac extrahere conati fuiffemus* (a). Il cite entr'autres la guérifon d'un ouvrier de Pergame, chez qui il avoit préféré de l'abandonner, plutôt que de faire des incifions & des tentatives qui euffent été peut être auffi vaines que périlleufes. *Potius quàm periculofam facere fectionem vel eam (glandem) cum minima vel fortè nulla fpe optati finis potiundi.* *Belloste* ayant tenu la même conduire chez un maréchal-des-logis de dragons, en retira le même fruit, quoique la balle fût d'un gros calibre (b) *Hervermann* & *Ravaton* ont publié des cures femblables. Ce dernier protefte qu'un lingot de plomb dont M. de S. Paul, officier au régiment de la Marine, avoit été bleffé au bas-ventre, en fortit après vingt-un jours par l'anus (c). *Bilguer* en a dit autant

(a) Page 67.
(b) Chirurg. d'Hôpital, chap. XV.
(c) Chirurg. d'Armée, page 233.

de plufieurs balles (a). On lit dans *Schen-
ckius*, qu'un foldat en ayant reçu une
trois doigts au-deffous de l'eftomac, il
la rendit dans la fuite en allant à la
felle (b); & *Manget*, pour prouver que
celle dont le nommé *Koch* fut bleffé à
l'épigaftre, à l'affaire de *Bingen*, avoit
pris la même voie, en a appelé au té-
moignage du chirurgien *Weifler* qui l'en-
tendit tomber dans le baffin, & l'y trouva
mêlée avec beaucoup de fang caillé (c).
Ce qui forme un motif de plus pour ne
pas vouloir à toute force les extraire dans
les premiers tems d'une bleffure, & pour
nourrir quelqu'efpérance de fauver le fujet
dans le ventre duquel on auroit été obligé
d'en laiffer.

§. 140. S'il s'en arrêtoit une dans la
partie convexe du foie après être entrée
par l'hypochondre droit, lieu où l'on peut
fans craindre les hernies, incifer plus
largement, & qu'on parvînt moyennant

____

(a) Nov. Eph. nat. Cur. tome III, page 93.
(b) Obfer. Med. lib. V.
(c) Bibliot. Chir. lib. XVIII, page 448.
Alex. *Benedictus* a vu auffi un foldat rejetter par l'anus au bout de deux mois, le fer
d'une flèche dont il avoit eu le dos percé Didier
a retiré de ce conduit une pointe d'épée entrée
par le ventre. *Obf. de Hilden, cent. V.*

des incisions à la toucher, soit avec le doigt, soit avec la sonde, nos pincettes réussiroient sans doute à l'enlever.

§. 141. Si elle avoit pénétré dans le ventricule, on auroit tout lieu d'en attendre l'issue par le fondement.

§. 142. Mais si elle avoit pris le chemin de la vessie, par quels procédés pourroit-on l'en extraire? Les observations que nous ont transmises *Bartholin*, *Seger Hilden*, *Binnenger*, *Covillard*, *Burgower*, *Garengeot*, *Morand*, &c. de balles qui, oubliées dans ce viscère, y ont servi de noyaux à des pierres plus ou moins volumineuses, imposent au chirurgien le devoir d'en retirer ce corps étranger qui ne peut guère y séjourner impunément, & qu'un jour il en faudra peut-être faire sortir par une opération pleine de risques & de douleurs. L'algalie dont l'introduction doit être son premier soin pour empêcher l'épanchement ultérieur des urines dans le bassin, lui en facilitera la découverte, si l'exploration par la plaie même ne la lui a déjà fait faire. Il enfoncera d'ailleurs l'*index* dans le *rectum* pour s'assurer si la balle ayant percé de part en part, ne se rencontre pas dans les environs, & pour juger encore mieux de son existence dans la vessie.

Si la plaie eſt vis-à-vis, ou peu éloignée de la ſymphiſe des os pubis, ce ſera par-là & par une ſorte de haut appareil qu'il ira la ſaiſir. Il ne ménagera point les inciſions, parce qu'en cet endroit elles n'expoſent pas aux éventrations, & qu'elles doivent être très-utiles dans la ſuite pour l'évacuation de l'urine & du ſang extravaſé. Il agrandira ſelon le beſoin l'ouverture de la veſſie, & avec nos pincettes ou une petite tenette, il chargera la balle comme ſi c'étoit un véritable calcul.

§. 143. Un piqueur de M. le *cardinal de Choiſeuil* ayant reçu à la chaſſe un coup de fuſil dans la région hypogaſtrique, & les chirurgiens du pays n'ayant pu trouver la balle, qu'ils euſſent beaucoup mieux fait de ne pas tant chercher, on nous fit venir M. Acton, mon père & moi, dans l'eſpérance que peut-être nous ſerions plus heureux. La ſituation de la plaie & le ſang qui ſortoit par la verge nous firent penſer que la veſſie avoit été bleſſée & que la balle pouvoit bien y être reſtée. Nous l'y ſentîmes en effet, moyennant le catheterſme, & nous aurions tenté de la retirer par l'opération que je viens d'indiquer, ſans l'inflammation gangreneuſe dont le bas ventre étoit menacé, & à laquelle le malade ſuccomba le surlendemain de notre arrivée. Je fis cette opération sur le cadavre, & l'on vit que sur le vivant elle n'eut pas été moins praticable.

§. 144. Si la plaie étoit trop distante de la région de la vessie, au lieu de la taille hypogastrique, il vaudroit mieux faire une incision au périné comme dans le grand appareil, ou la boutonnière. Les urines épanchées y forment quelquefois une collection que l'on videroit plus sûrement par ce moyen, l'unique qu'on eût à employer si la balle avoit traversé la vessie & s'étoit logée dans le petit bassin, ou dans les graisses du *rectum* (a). Dans un cas de cette espèce, M. Duverger (b) s'est servi avec avantage du troicart de M. *Foubert*. Après avoir fait une ponction à la tumeur urineuse, il coula sur le sillon de la cannule un long bistouri, & coupa jusqu'à la vessie, ce qui procura la sortie de la balle, de beaucoup de sang coagulé & d'un morceau de linge dont le fusil avoit été bourré.

(a) Thomas Becket y en a trouvé une qui avoit passé par le trou ovalaire. *Remarq. de chirurg.* en Anglois.

(b) Mémoires de l'Acad. de Chir. tome **XI**, page 522.

§. 145. Ce feroit le comble de l'imprudence d'abandonner une balle dans la veffie dans la confiance qu'elle pourra s'évader par l'urètre *Sigifmond Flfoholt* (a), & *Goëckelius* difent en avoir vu paffer par ce canal. Mais ce n'étoient, fans doute, que des balles d'un très-petit calibre, fuppofition également néceffaire pour comprendre l'hiftoire de celle que felon *Riviere* b), *Fortunatus, Jean Bonnet* & tous les chirurgiens & médecins de Tarafçon ont vu entrer dans la veffie par l'urètre même qu'elle avoit à peine excorié. Je ne puis dire jufqu'à quel point on pourroit compter, dans le cas où on auroit été forcé d'abandonner une balle dans la veffie, fur la diffolubilité de ce corps étranger par le mercure coulant. On connoît les réfultats heureux des experiences ingénieufes que M. le Dran fit publiquement en 1750 fur divers animaux, & le fuccès qu'il avoit obtenu l'année d'auparavant fur la perfonne de M. de Poinfable, gouverneur de la Martinique, dans la veffie duquel il parvint à mettre en fufion à la faveur du vif-argent

---

(a) *Ephémérid. Germann*, année IX., obf. XV.

(b) *Obf. Communic.* obf. V, page 584.

qu'il y fit entrer à plufieurs reprifes, par
le moyen d'un petit entonnoir, un morceau affez long d'une fonde de plomb
qui, de l'urètre où elle s'étoit rompue,
avoit pénétré dans la cavité de cet organe.
On fent bien qu'il n'y auroit qu'une balle
de plomb qui fût fufceptible d'être liqué-
fiée par le mercure, & qu'il ne faudroit
pas attendre pour l'attaquer avec cet
agent, qu'une incruftation tartareufe la
lui eût rendu réfractaire. Je ne fuis nullement convaincu de l'action que M. le Dran
attribuoit au mercure fur le plomb, & il
fe trouvera plus d'un lecteur à qui elle ne
paroîtra pas moins problématique qu'à moi.
Ce chirurgien célébre prétendit dans le
tems, que l'imprudence qu'on avoit eue
de frotter de mercure la fonde de plomb
dont fe fervoit M. de Poinfable pour en
rendre l'introduction plus facile, avoit
feule caufé fa fragilité & fa rupture. Cependant tous les jours on enduit de ce
métal les lames de plomb dont on cou-
vre les ganglions & les loupes, & on
ne remarque pas qu'elles s'ufent plus
vîte, ni qu'elles deviennent plus caffantes.
Mais que répondre aux commiffaires ref-
pectables qui ont figné avoir vu chez M.
le Dran le plomb s'amalgamer avec le
mercure dans un bocal rempli d'urine

échauffée au feu de lampe pour imiter la chaleur de la veſſie, & des âneſſes dans la veſſie deſquelles M. le Dran avoit fait entrer un morceau de plomb du poids d'un gros, & enſuite cinq onces de vif-argent, rendre ce plomb ſous une forme liquide, & n'en plus offrir de traces à l'ouverture qu'on en faiſoit après les avoir tuées? Que répondre à M. le Dran qui affirme avoir recueilli & régénéré le plomb ſortant pêle-mêle avec le mercure de la veſſie de M. le Gouverneur? D'un autre côté, que répondre aux chirurgiens de la Martinique qui ont certifié avoir retrouvé à l'inſpection anatomique du corps de M. de Poinſable, mort quelque tems après ſon retour en cette île, le même frag-ment de plomb que M. le Dran & le malade croyoient & aſſuroient dans tous les journaux, avoir vu s'écouler de la veſſie confondu avec le mercure? Il eſt curieux de lire dans la bibliothèque de médecine de Planque, article *Mercure*, & dans le Mercure du mois de novembre 1750, les pièces contradictoires relatives à ce fait ſi digne des recherches & de l'intérêt de nos ſavans chimiſtes.

§. 146. Il y a eu des chirurgiens aſſez hardis pour faire à l'aîne une contr'ouver-ture dans l'eſpoir d'y rencontrer une balle perdue dans le bas-ventre, ou de l'y voir s'y porter dans la suite, entraînée par sa pesanteur & dirigée par le tissu cellulaire des vaisseaux. C'est une témérité si l'on n'agit que d'après une aussi hasardeuse expectative; mais lorsqu'on peut raisonnablement conjecturer que le corps étranger s'est arrêté sur la face interne de l'os des îles, ou dans les muscles qui la recouvrent; lorsque la sonde conduit de ce côté, qu'en comprimant autour de ces parties, la plaie jette du pus en plus grande abondance, c'est un coup de maître que l'art avoue & qui peut quelquefois sauver un blessé; témoin le chevalier Després, chevau-léger de la garde du roi, qui lui dut la vie à Dittingen. Dans cette circonstance épineuse, on ne sauroit trop ménager les incisions (*a*). Qu'elles permettent l'entrée de la sonde pour trouver la balle, & celle des pincettes pour aller la saisir, c'est assez.

§. 147. Si une balle après avoir percé l'os des îles n'étoit pas allée trop loin dans le bassin, qu'elle se fût fixée dans le tissu

---

(*a*) Les anciens regardoient comme mortelles les plaies aux aînes. Ovide a dit:

Hujus in obliquo missum stetit inguine ferrum,
Lethifer ille locus. Metam.

cellulaire du péritoine ou dans les muscles psoas & iliaque, & qu'il fût possible de la reconnoître avec le doigt ou la sonde; il faudroit pour l'extraire augmenter l'ouverture de l'os par quelqu'un des moyens ci-devant énoncés & même le trépaner, comme l'a fait dans une autre circonstance M. *Boucher* (a), si le siége de la balle ne correspondoit pas à cette ouverture.

§. 148. M. Théden a fortement blâmé l'impéritie d'un chirurgien pruſſien qui voulant en retirer une de dedans la partie mince de cet os, la pouſſa dans le baſſin où elle incommode encore beaucoup aujourd'hui la perſonne (b). Cette partie peu solide naturellement, si la balle l'avoit encore affoiblie, soit en la gerçant, soit en la déprimant, pourroit s'enfoncer sous une preſſion même médiocre. Ainſi il eſt dangereux d'user autour d'elle du tire-fond, & de trop appuyer avec les pincettes. Les nôtres introduites branche par branche n'expoſeroient point à cet accident & seroient dans les divers cas

---

(a) Il eſt chirurgien à la Flêche. *Voyez* les séances publiques de l'Académie de Chirurgie, année 1776, page 66.

(b) Page 156.

qui viennent d'être mentionnés, le plus sûr & le meilleur de tous les instrumens.

§. VI.

Plaies avec corps étrangers à la colonne épinière.

§. 149. La construction de l'épine, & l'arrangement des vertèbres qui la composent fournissent aux balles une retraite d'où il est par fois très-difficile de les tirer. Elles se glissent entre les apophises, s'enlacent dans les tendons nombreux qui s'y insèrent, se moulent sur les parties qui leur résistent, s'enchassent dans celles qui sont moins compactes, se hérissent d'aspérités, & souvent se divisent en fragmens qui se confondent avec les débris des os qu'elles ont fracassés. Il faut, pour les extraire, insister sur les incisions & sur-tout ne pas ménager ces petits tendons, ces prolongemens aponévrotiques qui, se croisant en tout sens, les retiennent comme dans un réseau. Celle qui n'a pas changé de forme & qui à la fin de sa course s'est simplement arrêtée contre les vertèbres, se retire sans peine avec les pincettes.

§. 150. Lorsqu'elle a eu encore assez

de force pour s'enclaver entre les apophises, on la dégage avec un levier pour
l'emporter ensuite. Si elle tient trop, on y
applique le tire-fond; mais avant il est
essentiel de savoir si l'on n'a pas pris pour
elle cette espèce de bouton globuleux
qui résulte de la réunion de deux apophises transverses, ou que présente la tu-
bérosité de certaines apophises épineuses.
J'y ai été trompé une fois sur le cadavre,
& l'erreur ne seroit pas aussi indifférente
sur le vivant (a).

(a) Il faut s'être trompé sur l'un, pour ne
pas se méprendre sur l'autre. Ce n'est qu'en cri-
blant de balles des cadavres & en les retirant
avec méthode & réflexion que l'on peut ac-
quérir cette expérience préparatoire, cette froide
assurance, & cette richesse de moyens avec lesquels il importe d'entrer dans la carrière de
la chirurgie militaire, si l'on veut y avoir des
succès. Point de cris, il est vrai, point d'hé-
morrhagies, de gonflement ni de spasmes dans
un corps mort. Mais le manuel instrumental n'en
est pas moins à-peu près le même que sur un
vivant; & de plus on y peut suivre une balle
dans ses détours, examiner les parties qu'elle a
offensées dans son passage, remarquer celles
qu'il eut fallu respecter en faisant les incisions,
voir les obstacles qui la retenoient & combiner à
tête reposée les différens procédés de son extraction; choses impossibles auprès d'un blessé.
Tant d'avantages étoient dignes de fixer l'at-

§. 151. Si elle se trouve pincée entre deux apophises épineuses, il faut commencer par détruire leurs attaches réciproques; ensuite pour les forcer à s'écarter l'une de l'autre & à lâcher le corps étranger, faire courber en devant le blessé.

§. 152. Si elle s'est incrustée dans le corps même de la vertèbre, comme en ont vu *Job* à *Meck'ren*, M. *Rey* & plusieurs autres praticiens, il n'y a point de tems à perdre pour l'extraire, parce qu'alors le blessé devient ordinairement paralytique des parties qui sont au dessous de la plaie. C'est ce que M. *Géraud* a eu occasion de voir à Fontenoy (a). Un soldat du régiment de Dillon y ayant reçu

---

...ention de M. Louis. On sait que ce maître si profond, cet académicien si célèbre, publia en 1746 le *prospectus* d'un cours pratique sur les plaies d'armes à feu, dont l'objet étoit de former préliminairement par des épreuves sur le cadavre, les chirurgiens destinés aux armées, à tout ce qui est relatif au traitement de ces plaies. M. le Dran entra dans les mêmes vues; & il me semble qu'on néglige trop aujourd'hui cet exercice essentiel, cette source d'instruction dont l'utilité n'a pu échapper à la sagacité de MM. Desault & Chopart.

(a) Mém. de M. Boucher dans le tome XI de ceux de l'Acad. de Chir.

un coup de fufil dont la balle étoit reftée
dans le corps de la troifième vertèbre
lombaire, après en avoir caffé l'apophife
épineufe, on ne put malheureufement la
retirer le premier jour, & la paralyfie des
extrêmités s'en fuivit. Le quatrième, des
tentatives faites avec le tire-fond, furent
plus heureufes, & cet accident s'étant
peu à-peu diffipé, le bleffé guérit. En
pareil cas, je ne remettrois pas à un autre
jour l'extraction de la balle, & j'atten-
drois encore moins que la fuppuration
vînt l'ébranler. J'employerois tout, exca-
vation, trépan perforatif, fouftraction des
efquilles, implantation oblique d'un poinçon, d'une vrille, pour la retirer dans le
moment même, fi le tire-fond avoit manqué fon coup, ce qui n'arrive guère au
nôtre lorfqu'on fait le manier, lorfqu'on
a foin de le faire entrer affez avant dans
la balle pour pouvoir l'agiter de côté &
d'autre, & la faire tourner dans fon creux.

M. Vigaroux avoit propofé d'appliquer
une couronne de trépan fur le corps d'une
vertèbre fracturée, pour relever des efquilles qui piqueroient la moëlle épinière,
& vider un épanchement qui fe feroit
formé autour de cette fubftance. Mais ce
projet, un peu gratuit, peut être, ne fauroit avoir lieu dans un coup de feu avec

fracas

fracas & commotion de la colonne vertébrale ; tels sont ses désordres , qu'ils ne laissent rien à faire à l'art par le trépas soudain des blessés , ou qu'ils le rendent le témoin impuissant d'une foule d'accidens qui amènent lentement une fin inévitable.

Les vertèbres paroissent peu propres à réfléchir une balle ; cependant le cas arrive quelquefois. M. *Bjornlund* en a consigné dans les nouveaux mémoires de l'académie de Suède, un exemple qui est d'autant plus intéressant, que feu M. *Acrel* y a joint le détail des expériences qu'il fit dans le tems sur un cadavre, avec M. *Tingstad*, pour montrer le chemin qu'avoit tenu la balle, & prouver que sans sa déviation elle eût infailliblement pénétré dans la poitrine & fait périr le blessé.

§. 153. En 1591, *Fabrice de Hilden* retira à un jeune homme la moitié de la lame d'un long couteau dont il avoit été frappé, deux ans auparavant, à la région lombaire, où sa présence entretenoit une fistule douloureuse & profonde. Sa pointe étoit plantée entre les corps de la troisième & de la quatrième vertèbre de cette région, le reste étoit caché par des callosités. L'évulsion s'en fit avec de fortes pinces, & fut suivie d'une prompte guérison (a).

Bidloo eut besoin d'un semblable instrument pour extraire de la même région un morceau de fer de trois pouces de long sur un de large, dont un matelot avoit été blessé il y avoit onze ans, dans une décharge de canons remplis de mitrailles (b). En de telles occurrences, c'est à la sagacité du chirurgien à choisir celui qui convient le mieux à ses vues, & à suppléer aux régles que l'art ne sauroit prescrire sur tant de cas imprevus que fournit journellement la pratique.

§. VII.

Plaies avec corps étrangers aux extrêmités.

§. 154. L'extraction d'une balle renfermée dans les muscles extérieurs de l'omoplate ne souffre point de difficultés. Mais on en éprouve de grandes lorsqu'il s'agit de la faire sortir de dessous cet os même. Il faut alors prodiguer en quelque sorte les incisions, & faire autour de la fracture le plus de place qu'il est possible. Si cette

(a) Obf. & Cur. Cent. tome I, obf. LXII.
(b) Page 32.

fracture se trouvoit trop étroite pour permettre l'entrée du doigt investigateur, &
l'usage des instrumens extractifs, on lui
donneroit plus d'étendue, en ôtant quelques esquilles, ou en découpant ses bords
avec des tenailles incisives, ou en appliquant une couronne de trépan tout à côté ;
après quoi on feroit la recherche de la
balle que de simples pincettes pourroient
enlever, n'étant pas assez éloignée pour
en exiger d'autres. Si elle ne se présentoit pas d'abord, les mouvemens de la
partie serviroient à la faire découvrir ; &
en écartant l'épaule de la poitrine, on
obtiendroit, si elle y étoit serrée, beaucoup plus d'aisance pour l'extraire.

§. 155. L'expectation dans cette espèce
de blessure deviendroit très-dangereuse.
En laissant sous l'omoplate la balle &
ce qu'elle a pu y entraîner d'étranger, on
s'exposeroit à des dépôts qui fuseroient
très-loin sous les muscles, & peut être à
des inflammations érésipélateuses qui ame-
neroient la gangrène & la mort (a).
Supposé qu'on se vît réduit à cette fâ-

____

(a) Ce fut ainsi que mourut le duc de Guise,
blessé par Poltrot, devant Orléans, d'un coup
de pistolet à l'épaule. La gangrène survenue à
la plaie, fut attribuée à l'intoxication de la
balle.

cheuſe néceſſité, il ſeroit prudent alors
de faire proviſoirement à la partie inférieure de l'omoplate, une inciſion en
forme de contr'ouverture, afin de préparer à la balle, ainſi qu'au pus du dépôt
que ſon ſéjour ne manquera pas de produire, une iſſue capable de prévenir les
dévaſtations du grand dorſal, qui ſi ſouvent en a été entièrement décollé, & vers
lequel une pente naturelle les porte prefque toujours.

§. 156. Au reſte, ſi au lieu de s'arrêter dans le muſcle ſous-ſcapulaire, la
balle avoit pénétré dans la poitrine ou
briſé des côtes, les larges inciſions, l'agran-
diſſement de la fracture & juſqu'à cette
contr'ouverture que je viens de propoſer,
ſeroient de la plus grande utilité, tant
pour la ſortie des eſquilles, que pour
détourner l'emphyſème dont on eſt menacé dans la plupart de ces plaies.

§. 157. Afin de ne pas répéter, en
parlant de la manière d'extraire les balles
& autres corps étrangers des plaies aux
extrêmités, ce que j'ai déjà dit dans les
généralités, je m'en tiendrai à rapporter ce
que cette opération a de plus remarquable
dans ces parties, & à y mêler les obſervations les plus propres à en développer
davantage *l'encheirèſe.*

§. 158. On a vu le fameux Petit aimer mieux couper en travers le vaste externe & la petite tête du biceps crural pour retirer une balle recouverte par ces muscles, que de la laisser au hazard d'être portée par la suppuration en un lieu plus favorable à son extraction (*a*): conduite bien différente de celle de tant de temporiseurs indécis qui ne savent rien oser, & dont les ménagemens coûtent quelquefois si cher aux blessés!

§. 159. Pour atteindre à une balle enfoncée dans la profondeur de la cuisse ou de la fesse d'un sujet gras, & l'en retirer sans divulsions, sans violence, il faut faire des incisions effrayantes. L'art désavoue quiconque craint de les entreprendre, lorsque l'éloignement des gros troncs de nerfs & de vaisseaux les rend praticables. C'est dans ce cas sur-tout qu'il faut recourir à nos pincettes; car quel autre instrument pourroit aller aussi loin, & fatiguer moins les parties? Ces incisions doivent être faites en tout sens sur le *fascia-lata*, ainsi que sur les gaînes des muscles, & ne laisser aucune tortuosité dans le trajet de la plaie. A la jambe &

____

(*a*) Traité des malad. des os, tome II, pag. 152, édit. de M. Louis.

G iij

à l'avant-bras, il eſt eſſentiel de ne pas épargner cette expanſion aponévrotique, qui, après avoir fourni une enveloppe commune aux muſcles, les embraſſe enſuite chacun en particulier. C'eſt ſous elle ſouvent que l'on rencontre les corps étrangers, & ſi ſa diviſion importe au ſuccès de leur extraction, elle ne contribue pas moins à prévenir les ſuites de la bleſſure.

§. 160. Si une balle ayant écarté de force deux tendons & paſſé outre, ſe trouvoit incarcérée par leur rapprochement, ſans qu'il fût poſſible de la faire ſortir, il faudroit les couper ſur le champ; auſſi bièn l'attrition & le déchirement partiel qu'ils ont eſſuyés, obligeroient-ils à ce ſacrifice dont le délai pourroit attirer une foule d'accidens. Si la ſection d'un ſeul devoit ſuffire, on commenceroit par le plus offenſé, ſauf à faire ſubir le même ſort à l'autre, à la première invaſion des grandes douleurs. Il vaut mieux, a dit Deſport (a), altérer le mouvement d'un membre que de riſquer de le perdre lui-même, & peut-être la vie par l'amputation; & l'on ſait combien de fois les étranglemens nerveux, les inflammations délétères, les ſuppurations putrides, ef-

_____

(a) Page 159.

fets de la permanence d'une balle entre des parties tendineuſes auxquelles on avoit eu peur de toucher, ont rendu indiſpenſable cette dernière & cruelle reſſource.

§. 161. Des éclats de bombe & de grenade, des balles de gros calibre arrêtés dans la cuiſſe ont empêché par leur maſſe l'hémorrhagie de l'artère crurale qu'ils avoient ouverte. Il pourroit en arriver autant au bras & à la jambe avec une balle ordinaire, ou tout autre corps étranger. Dans ce cas, il ne faudroit procéder à l'exérèſe qu'après avoir établi une bonne compreſſion, fait une ligature, ou placé le tourniquet.

§. 162. Qu'on ſe garde bien d'imiter la ſécurité de Dionis, relativement à l'incruſtation d'une balle dans un des os des extrêmités. Quelques-unes, il eſt vrai, s'en ſont dégagées d'elles-mêmes, & ſans avoir occaſionné d'accidens; Planque en a cité deux obſervations: mais qu'il y auroit de danger à les abandonner ainſi aux ſoins de la nature! M. le Dran en avoit été tellement frappé, qu'il ſe déterminoit à amputer preſque toutes les fois qu'il n'avoit pu réuſſir à les retirer; & quoique la chirurgie de nos jours ait réprouvé une ſi prompte réſolution, les craintes de ce grand praticien ne doivent

pas moins nous inviter à ne rien négliger
pour faire au plutôt une extraction qui
a tant d'influence sur le destin du blessé.

§. 163. Heureusement que la fixation
d'une balle dans les os longs n'est point
un événement aussi commun qu'on pourroit le croire. Elle n'a guère lieu dans le
péroné, le *radius* & les os du métacarpe
& du métatarse, à moins que la balle ne
soit très-petite, ou qu'elle ne les ait pris
par leurs épiphyses. Quant au *fémur*, au
tibia & à *l'humérus*, je ne l'ai obtenue
sur eux que huit fois, dans plus de deux
mille coups de feu tirés la plupart à
ce dessein sur les cadavres; encore dans
six, la balle tenoit-elle si peu que le
tire-fond a suffi pour l'extraire, comme
il avoit déjà fait dans les exemples que
Rota Solingen, Bilguer (*a*), &c. ont
donnés de cette fixation. *Desport*, en
deux occasions, a été forcé d'en venir au
trépan, que j'ai aussi appliqué deux fois,
& dont on ne sauroit se passer, si la
balle est de fer. Lorsqu'elle est de plomb,
mais enracinée au point d'avoir constam-
ment mis le tire-fond en défaut, c'est alors
que la perforation oblique de l'os devient
l'ultimatum de l'art; & il faut convenir

(*a*) *Nov. Eph. Nat. Cur.* tom. III, pag. 93.

que jufqu'ici, l'on y a eu trop rarement recours.

§. 164. Les principaux os du tarſe & du carpe, plus pleins & plus ſpongieux, ſont auſſi plus propres à recéler une balle dans leur ſubſtance; & ſouvent elle s'y applatit, & y adhère de manière que le tire-fond ne peut rien ſur elle. Dans ce cas, il faut, ou trépaner, ou faire quelques fouilles, quelques excavations plutôt que de la laiſſer, comme on laiſſa celle dont parle *Formey*, laquelle reſta ſept ans dans le *calcaneum* d'un ſoldat, où elle entretint pendant tout ce tems un ulcère des plus malins (*a*); & celle dont parle M. *Boucher*, laquelle ne ſortit qu'au bout de deux ans du même os d'un officier du régiment de Hainaut (*b*), & tant d'autres que des manœuvres plus hardies & plus diverſifiées euſſent certainement extraites.

§. 165. Il exiſte pluſieurs obſervations de balles enclavées entre deux os, où, faiſant l'office d'un coin, elles cauſoient les divulſions les plus douloureuſes. *Belloſte* en a vu une priſe aînſi entre deux

____

(*a*) Obſ. *Communicat.* Rivier., obſ. XIII.

(*b*) Mém. ſur les plaies d'armes à feu, dans ceux de l'Acad. de Chir. tome II, page 203.

os du métatarſe (*a*); M. *Bagieu*, une autre entre le *tibia* & le péroné (*b*); & M. *Farmer*, une troiſième entre le *cubitus* & le radius (*c*). Rien de plus urgent que l'extraction de ces balles, ſi l'on veut obvier aux troubles & aux accidens qui naîtroient bientôt de cet état violent des os. Après d'amples inciſions, on tâchera de les ſaiſir par les côtés avec nos pincettes, ou de les prendre par-deſſous avec une curette à laquelle on fera enſuite faire la baſcule. Si elles étoient trop avancées intérieurement pour être retirées par leur entrée, on en feroit la contr'extraction, & on les repouſſeroit de dedans en dehors avec un gros ſtylet, un lenticulaire, ou un doigt ſeulement, ſi elles ne tenoient pas trop. Cette propulſion ne ſuffiſant pas, on la chaſſeroit du côté par où elle paroîtroit le plus diſpoſée à ſortir, en frappant avec la main ou un marteau ſur le manche du lenticulaire, moyen extrême qui mettroit les os en danger de caſſer; ce qui ſeroit encore un moindre mal que de laiſſer

---

(*a*) Chirurg. d'Hôpital, chap. **XXXV.**

(*b*) Examen de pluſieurs part. de la chir. &c. tom. I, page 97.

(*c*) Cas choiſis de Chirurg. page 62, angl.

durer plus long-tems leur fâcheuſe diſ-
tenſion (*a*).

§. 166. Que faut-il penſer de cette
portion d'anſe de bombe peſant près de
trois livres, & engagée depuis deux mois
entre le péroné & le *tibia*, près l'articulation du pied, à l'extraction de laquelle
*Ravaton travailla pendant une heure,
tirant de tous côtés, & avec toutes fortes d'inſtrumens* (*b*)? Si jamais un fait
auſſi incroyable venoit à ſe réaliſer, s'il
arrivoit encore qu'un corps étranger de
ce volume s'enfonçât entre deux os longs,
ſans diaſtaſis ni fracture, choſe preſqu'impoſſible, ne pourroit-on pas, après avoir
inutilement employé les tenailles les plus
fortes, faire jouer les coins, ou les dilatatoires à écrou, & forcer ainſi ces os
à lâcher priſe, duſſent-ils ſe rompre ou
ſe ſéparer? Ce projet eſt révoltant ſans
doute; mais, comme dit le proverbe,
aux grands maux les grands remédes.

§. 167. Les coups de feu aux articulations ſont en général les plus à craindre
de tous ceux qui attaquent les extrêmités,
& la difficulté d'en extraire les corps étran-

(*a*) *Voyez* le Traité de Deſport, pages 188
& 189.

(*b*) Obſ. XCV, page 375.

gers ne contribue pas peu à les rendre tels. Les balles & pièces d'étoffe trouvent aisément à se séqueſtrer sous l'enveloppe aponévrotique, & à travers les ligamens nombreux qui conſtituent l'union mobile des os, & elles s'y dérobent d'autant plus ſûrement à nos recherches, que les inciſions qui pourroient les faire découvrir, nous ſont moins permiſes là que par-tout ailleurs. Il eſt cependant abſolument néceſſaire de les enlever; car ſi leur ſéjour dans les chairs n'entraîne quelquefois aucun accident, il en produiroit de terribles dans ces parties dont la ſenſibilité eſt bien différente; & il n'eſt pas moins eſſentiel de le faire de bonne heure; autrement le gonflement qui ne tarde pas à ſurvenir, les cache de plus en plus, en reſſerrant les liens qui les embraſſent, & en rapprochant les faces articulaires ſur leſquelles elles repoſent.

§. 168. L'examen de la plaie ayant fait juger que la balle a percé la capſule & n'eſt point ſortie de l'articulation, il faut, après les débridemens convenables, aller à ſa découverte avec le doigt, en preſſant en même tenis autour de la partie, pour le mettre plus à portée de la ſentir. Lorſqu'on la trouve libre dans le vide de l'articulation, l'extraction s'en fait ſans peine, mais ce n'est pas le cas le plus commun. Plus ordinairement elle est tellement comprimée par les os, tellement étranglée par les ligamens, qu'on ne peut, ni là toucher, ni l'extraire, si on ne contraint ces parties à s'en dessaisir, soit en changeant la situation du membre, soit en le soumettant à une extension plus ou moins grande. *Celse* a connu & conseillé ce dernier moyen : *Inter duo verò ossa*, a t-il dit, *si per ipsum articulum perruperit, circà vulnus duo membra fasciis habenisve deliganda, & per has in diversas partes diducenda sunt, ut nervos distendant, quibus extentis, laxius inter ossa spatium est, ut sine difficultate telum recipiatur* (a). *Botal*, *Guillemeau*, *Manget* l'ont prescrit de même, & Heister, après en avoir loué l'utilité, reproche vivement aux modernes de l'avoir laissé tomber en désuétude, comme s'il n'eut été d'aucune importance : *Quasi nullius esset momenti* (b).

§. 169. Tandis que des aides placés comme pour réduire un membre luxé

______

(a) Lib. VII, cap. V, pag. 446. On sait que par le mot *telum* il entendoit aussi une balle de plomb, de pierre ou de fer.

(b) Tom. I, lib. I, cap. III, pag. 89.

font cette extenſion, on procède avec le doigt (que l'on n'a point ôté de la plaie) à de nouvelles perquiſitions, & l'on profite de l'alongement inſtantané de l'article pour en retirer la balle & les autres corps étrangers qui s'y trouvent avec elle.

§. 170. Une flexion bien dirigée peut auſſi déplacer la balle & la rendre acceſſible au doigt & aux inſtrumens, ſur-tout ſi elle a conſervé ſa forme unie & globuleuſe, car ce mouvement doit la faire rouler, & elle ne le pourroit, ſi elle étoit devenue âpre ou qu'elle ſe fût applatie.

§. 171. Quelqu'étroite que ſoit la voie qui conduit aux corps étrangers, arrêtés dans les articulations, nos pincettes ſont ſingulièrement propres à aller les extraire ; & c'eſt ſpécialement dans les bleſſures de ces parties que l'on reconnoît l'avantage de la ſéparabilité de leurs branches. On ne pouvoit que rarement ſe ſervir de celles que j'ai cru devoir révoquer, parce que leur groſſeur ne permettroit pas de pénétrer aſſez profondément, & que rempliſſant le trajet de la plaie, il falloit pour les ouvrir faire des efforts quelquefois inutiles, & toujours très-dangereux. Auſſi la plupart des chirurgiens employoient-ils à leur place, ou le tire-fond

à cannule qui avoit encore ſes inconvéniens, puiſqu'il ne trouvoit preſque jamais la balle ſuffiſamment fixée pour y
mordre, ou le tire balle à cylindre qui
ne trompoit pas moins leurs eſpérances;
puiſque faute d'eſpace, ſes bras en ſe re-
pliant, ſerroient à la fois & la balle &
les bandes ligamenteuſes qui l'avoiſinoient.
Ne diſons rien de plus de cette machine
dont les défauts ſont ici plus palpables
que dans aucun autre cas. Pour ce qui
eſt du tire-fond, il ne convient que lorſque la balle eſt ſolidement implantée
dans la tête, les condyles ou la croute
cartilagineuſe qui revêt les extrêmités des
os articulés, & comme le doigt peut
alors la toucher, ne vaut-il pas mieux
qu'il reſte dans la plaie pour diriger cet
inſtrument, que d'y introduire la cannule
dont on l'avoit juſqu'à préſent armé? Cette
cannule, je le répète, eſt un préſervatif
-infidèle, un conducteur aveugle; le doigt
au contraire remplace les yeux de l'opérateur, & ne le laiſſe plus agir au haſard
dans un lieu ſouſtrait à ſa vue.

§. 172. Quelque précaution que l'on
mette à la recherche d'une balle perdue
dans une articulation, on ne réuſſit pas
toujours à la rencontrer. Que l'on ſeroit
heureux alors de pouvoir porter un pro-

gnoftic auffi jufte que celui que fit Ambroife Paré à la prife de Rouen ! Le roi de Navarre ayant reçu pendant l'affaut de cette ville une balle dans l'articulation du bras avec l'épaule, il fut impoffible de la découvrir. Paré annonça qu'elle avoit percé de haut en bas la tête de l'*humérus* & coulé jufque dans la cavité médullaire de cet os, ce qui fut vérifié à l'ouverture du corps de l'infortuné Antoine de Bourbon (*a*).

§. 173. Si cette prédiction, toute finiftre qu'elle étoit, couvrit de gloire notre célèbre maître, quel honneur ne lui euffent pas fait l'extraction de la balle & le falut du prince ? mais l'art n'étoit pas encore parvenu au degré de hardieffe qu'eût exigé une telle entreprife. Peut-être la tenteroit-on aujourd'hui ; peut-être oferoit-on après avoir calculé la profondeur de la balle, lui ouvrir une iffue, en trépanant vis-à-vis le lieu où la fonde en rapporteroit le fiége. Il me femble du moins que j'aurois cette audace chirurgicale, fi le défordre mortel de l'articulation ne me l'interdifoit abfolument.

§. 174. Le coup de feu qui caufa la

(*a*) Voyage de Rouen, année 1562, apolog. page 796.

mort du père de Henri IV, eſt des plus rares. En voici un qui n'eſt guère plus commun. En 1760, un ſoldat reçut à Caſſel une balle qui s'enclava ſi fortement à la baſe de l'*acromion*, dans l'échancrure qui ſépare cette éminence de l'apophyſe coracoïde, que M. *de Bourienne* vit échouer tous les efforts qu'il fit pour l'extraire (*a*). Cet habile chirurgien n'auroit-il pas été plus heureux, ſi avec la gouge & le maillet il eût morcelé cette balle, s'il eût cherché à lui donner la chaſſe avec un propulſoire, s'il l'eût ſoulevée avec quelque levier, opérations pendant leſquelles il auroit été, bien entendu, indiſpenſable de rendre l'épaule immobile ? Je ſais combien dans la pratique il y a à rabattre des ſpéculations du cabinet ; rien de plus aiſé à dire, rien de plus difficile à faire. Citons en preuve de ceci un troiſième exemple de coup de feu dans l'articulation du bras. La balle eſt incruſtée dans la tête même de l'*humérus*. C'eſt un tire-fond qu'il faut pour la retirer, s'écrie le contemplateur ; & l'on croit la voir, docile à ſa plume diſerte, quitter auſſi-tôt le poſte où elle

---

(*a*) *Voyez* le Journal de Méd. année 1773, page 183.

s'eſt retranchée. Mais il en eſt bien autrement à l'école de l'expérience. Je la vois, cette balle, réſiſter cinq jours de ſuite aux tentatives ſavantes de M. *Andouillé*, de ce chef illuſtre de la chirurgie françoiſe, à qui je ne puis déplaire en rappelant à ſon ſouvenir ce garde-du-corps dont la bleſſure à l'épaule lui donna tant de peine après la bataille de Fontenoy.

§. 175. M. de Floïon ayant été bleſſé au genou devant Maſtreick, ni les chirurgiens du roi, ni ceux de *Dom Johan d'Auſtrie*, ne purent trouver la balle. Guillemeau, contre l'avis de tous, fit plier le genou, ce qui la chaſſa vers la peau, d'où elle fut tirée par une ſimple inciſion (*a*). Cette balle n'étoit vraiſemblablement que ſous la capſule, cu tout au plus dans une des cavités ſéminulaires du *tibia*; & ce moyen convenoit pour lui faire changer de place. Mais ſi elle eût été ſous la rotule, entre cet os & les condyles du fémur, au lieu de l'amener à la ſurface de l'article, il n'auroit ſervi au contraire qu'à la rejetter plus loin, ou à la recéler davantage; & cette

______

(*a*) Opér. de Chir. page 652, chap. IV.

différence d'effets est aussi intelligible que digne de remarque.

§. 176. La balle peut se nicher sous la rotule lorsqu'elle est entrée par un des côtés du genou, ou par le jarret, alors elle l'exhausse plus ou moins visiblement & cause au blessé des douleurs aigues qui redoublent au plus léger mouvement que l'on fait faire à la partie. Tels sont les signes auxquels Desport a reconnu sa présence en cet endroit (a). La seule manière de l'extraire, que j'emprunte encore de ce praticien observateur, c'est de faire parallèlement aux deux bords de cet os des incisions assez étendues pour pouvoir passer par-dessous, le doigt indicateur de chaque main, après qu'on se sera procuré un certain relâchement par une position appropriée de la jambe ; & cette opération ne doit point être différée, sans quoi un engorgement excessif la rendroit bientôt extrêmement difficile.

§. 177. Si la balle s'étoit chatonnée dans la rotule même, coup très-rare, mais que j'ai cependant vu, son extraction seroit toute simple.

§. 178. Si l'ayant fracassée, elle s'étoit ensuite logée dans l'échancrure du fémur,

____

(a) Page 243, obs. XVII.

on l'en retireroit à travers les débris de la fracture avec les pincettes ou le tire-fond, selon la mobilité dont elle joui-roit.

§. 179. Si après avoir percé le fémur, elle se présentoit sous les vaisseaux po-plités, autre coup que j'ai aussi obtenu, il faudroit, pour ménager ces vaisseaux, faire des incisions latérales & apporter les plus grandes précautions dans l'usage des instrumens. Il n'en faudroit pas moins prendre, si elle n'avoit fait que passer à côté de ces mêmes vaisseaux pour aller s'incruster postérieurement dans un des condyles du fémur, hasard heureux dont on a eu un exemple dans la personne de M. *d'Almons*, ingénieur employé dans la dernière guerre.

§. 180. *Rota* ayant été mandé auprès du général *Pisan*, y trouva deux méde-cins qui n'avoient osé lui extraire une balle dont il avoit été blessé quelques jours auparavant à la malléole, parce qu'il auroit fallu qu'ils ouvrissent l'arti-culation du pied dans laquelle elle s'étoit cantonnée. Cette crainte ne le retint point; & après avoir coupé les tendons & les li-gamens qui emprisonnoient le corps étran-ger, il en opéra très-facilement l'éduc-tion avec une petite curette, non toute-

fois fans faire rougir les témoins de fa
hardieffe & de fon fuccès : *non fine illo-
rum pudore ejeci* (*a*). Il eft des cas où
de pareils facrifices font indifpenfables ;
mais il faut favoir y mettre des bornes , & quoique le féjour d'une balle dans
une articulation foit un furcroît de périls
pour la plaie, & fouvent un achemine-
ment à l'amputation , on n'en doit pas
moins éviter de trop la découvrir pour
en ôter à toute force ce corps étranger,
parce que ce feroit une fource d'accidens
auffi graves, & peut-être la caufe d'une
terminaifon auffi funefte.

§. 181. *Framboifier* a vu une balle
refter impunément dans le genou , &
long-tems après la cicatrifation de la plaie
fe montrer fous la peau, d'où il fut aifé
de la faire fortir (*b*). *Daniel Gohl* en a
retiré du pied une autre dont le dépla-
cement n'eut lieu qu'au bout de trente
ans (*c*) ; ce qui ne prouve pas que la
guérifon d'un bleffé dans une articulation
duquel on a été réduit à en laiffer, ne
foit très-éventuelle.

(*a*) Chap. XXII, page 101.
(*b*) *Canon.* & *Confult.* page 129.
(*c*) *Vid.* Act. Erudit. Berol. Decad. III,
page 220.

Mais je m'arrête ici pour ne pas tomber dans des difcuffions étrangères à mon fujet, & fur-tout pour échapper à celle qui divifa fi long-tems les praticiens fur la néceffité de l'amputation tardive, ou extemporanée, dans les coups de feu aux articles. Qu'il me foit permis en finiffant d'adreffer à quelques guerriers, trop injuftes envers la chirurgie, trop prompts à l'accufer, lorfqu'elle eft forcée de chercher leur falut dans des moyens extrêmes, ce beau paffage d'un pere de l'égl fe : « *Tu nequaquam medico irafci* » *debes, fi ex membris hæc incidit,* » *illa urit, illa corpore omnino fepa-* » *rat ; fed valdè lucrifacis, & ferva-* » *torem eum vocas, quòd in parva* » *corporis parte morbum curet, priùs* » *quàm ad totum corpus morbus tranf-* » *currat.....* » Div. Auguft.

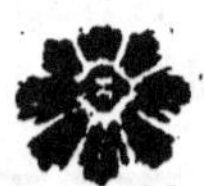

Explication ultérieure des Figures.

TABLE PREMIÈRE.

La Figure 1 repréſente au naturel & dans ſes véritables dimenſions, le triple tire-balle ou le *tribulcon*. A l'extrêmité de ſes branches ſont deux eſpèces de petites curettes, ou plutôt deux ongles A A dont les bords demi-tranchans ſe rencontrent parfaitement, dont la convexité eſt très-légère, tandis que la concavité eſt très-marquée, & qui réunis, forment un bouton de forme olivaire, mais d'un volume qui excède à peine celui des branches enſemble, lequel bouton fait que l'inſtrument peut quelquefois tenir lieu de ſonde, & le rend plus propre à cette ſeconde exploration qui doit précéder l'œuvre de l'extraction.

Les branches ſont droites, convexes & parfaitement polies en dehors, planes & liſſes en dedans.

Les entablures BB ſont un peu convexes extérieurement, & leurs coins ſont adoucis pour ne pas irriter une plaie dans laquelle il faudroit enfoncer très-profondément le tribulcon.

Des deux branches, l'une eſt femelle, & l'autre mâle. Elles ſont aſſemblées par un cliquet tournant C, ce qui les rend amovibles & permet de ſe ſervir de l'une ſans l'autre. Ce cliquet eſt peu ſaillant, afin de favoriſer dans l'occaſion l'enfoncement de l'inſtrument. La branche femelle, celle qui reçoit le cliquet, porte à ſon extrêmité inférieure une curette D creuſée avec art, & ayant les mêmes dimenſions que celle qui termine le bouton des lithotomiſtes. Cette curette ſéparée du reſte de l'inſtrument en compoſe un à part qui eſt très-commode dans bien des cas.

La branche mâle, celle qui porte le cliquet, finit par un anneau E qui appartient à la tarrière qu'elle loge dans un canal pratiqué dans ſon épaiſſeur.

Fig. 2. Cette branche ſéparée eſt la branche mâle. On y voit la ſurface plane d'une entablure, & la largeur qu'elle doit avoir pour que les branches de l'inſtrument ne chancèlent pas dans leur mouvement. Le cliquet tournant C y paroît placé longitudinalement, parce que c'eſt ainſi qu'il a fallu le tourner pour la ſéparation de la branche femelle. Le profil A de l'ongle l'offre comme une petite curette & comme la pointe d'un levier dont on peut tirer avantage dans certaines circonſtances.

Fig. 3. Cette autre branche également ſéparée eſt la branche femelle. On remarque au milieu de ſon entablure la fente oblongue deſtinée à recevoir le cliquet. Les lettres CC déſignent la courbure de cette branche à meſure que l'on approche de la curette qui la termine DD. Cette courbure étoit néceſſaire pour faciliter le jeu de la curette, & pour l'écarter un peu plus de l'anneau, ce qui donne plus de force pour ſerrer.

Fig. 4. Ici, la branche mâle eſt ſeparée de ſon anneau. On voit en E le canal qui loge la tarière à laquelle l'anneau doit ſervir de poignée. A l'entrée de ce canal ſont trois ou quatre pas de vis dont on devine aiſément l'uſage lorſqu'on jette les yeux en F ſur la figure cinquième.

Fig.

Fig. 5. Tarière légère, très-commode, & nullement embarrassante, puisqu'elle s'invagine dans la branche mâle du tribulcon & fait partie de l'instrument. AA sont les deux petites pointes très-acerées qui terminent les pas de la vis, lesquels pas sont nombreux & se renversent les uns sur les autres. B B marquent le commencement & fixent l'étendue de cette vis qui doit être bien finie, bien travaillée pour entrer sans efforts dans les balles & n'être pas sujette à lâcher prise. CC montrent la tige qui doit être grêle, mais bien arrondie, & faite de bon acier. F désigne les trois ou quatre pas de vis qui doivent retenir la tarière dans la branche mâle. G est l'anneau.

Fig. 6. Est la perspective d'un des ongles du tribulcon. A est sa largeur; sa cavité qui est assez profonde vers le bord supérieur décroît peu-à-peu. B. indique l'épaisseur ou le massif des branches.

TABLE DEUXIÈME.

On voit ici la manière de tenir le tribulcon. Le pouce est appuyé sur la branche femelle, les doigts indicateur & du milieu soutiennent la branche mâle; la dernière phalange de l'annulaire est placée dans l'anneau; & le bout de l'auriculaire enfoncé dans la cavité de la curette en tient le dos collé contre la paume de la main. Dans cette manutention, il n'y a que la branche mâle qui soit mobile, l'autre reste fixe & ne s'écarte point.

Si le cliquet déplaisoit à quelques personnes, à cause de l'éminence qu'il forme, & de l'obstacle que l'on craindroit qu'il n'apportât à l'in-

H

troduction profonde de l'inftrument, obftacle
cependant qui eft nul dans une plaie que l'on
doit fuppofer amplifiée, on pourroit lui fubftituer le verrou dépeint dans cette figure. A eft
un clou dormant qui eft rivé fur la branche
mâle : il porte une entaille dans laquelle eft
reçue la pointe du verrou B que l'on fait marcher comme un tiroir à l'aide de l'oreille ou
éminence C, dans la couliffe D, pour affem-
bler ou défunir les branches. Ce moyen eft auffi
fort bon, & je ne doute pas qu'il ne foit préféré
par beaucoup de chirurgiens.

On trouve cet inftrument très-bien exécuté,
chez Vigneron, coutelier, à l'As de Trefle,
fur le pont Michel, vis-à-vis la rue du Hu-
fepoix.

SECONDE PARTIE (*a*).

LA chirurgie ne preſcrit l'amputation des membres que dans les cas extrêmes où ce ſacrifice eſt indiſpenſable pour la conſervation de la vie. M. Bilguer, chirurgien général des armées du roi de Pruſſe, pour obtenir le doctorat en la faculté de Hâle, y a préſenté une thèſe ſur l'abus de l'amputation des membres, dans laquelle il entreprend de prouver que cette opération eſt très-rarement indiquée, & qu'il ne faut preſque jamais y avoir recours. On ne peut qu'applaudir aux motifs qui ont porté cet habile chirurgien à écrire ſur une matière auſſi importante : mais les cas d'amputer ſont-ils auſſi rares que M. Bilguer le prétend ? c'eſt ce que nous ne penſons pas. Les grands maîtres qui ont eu des occaſions fréquentes de traiter des plaies d'armes à feu, qui ont

---

(*a*) La plupart des mémoires & obſervations qui compoſent cette ſeconde partie, ſont recommandables par de grands noms. Il ſuffi de citer ceux de MM. la Martiniere, Louis, Andouillé, Sabatier, Deſault. L'auteur de la première Partie y eſt pour quelque choſe auſſi.

H ij

vu les désordres irréparables que causent les boulets, les éclats de bombes, les coups de canons chargés à mitraille, &c. peuvent opposer leur expérience aux préventions contraires. Ils s'éleveront néanmoins avec force contre l'abus de l'amputation ; & après avoir prouvé que c'est par principe d'humanité que l'art admet ce secours en beaucoup de circonstances où une nécessité absolue le requiert, ils n'en seront que plus attentifs à recommander la plus grande circonspection dans l'usage de cette opération, dont on peut abuser sans doute, comme on abuse des meilleures choses. La question n'est pas réduite à ces termes : on voit avec peine que l'on cherche non-seulement à décrier, par des qualifications injurieuses, ce secours essentiel ; mais même à le proscrire entièrement de la pratique. M. Tissot, traducteur de la thèse de M. Bilguer, en a saisi la doctrine avec une sorte d'enthousiasme, qui ne lui a pas permis de se tenir dans les bornes mêmes que l'auteur avoit posées. Il a été jusqu'à pervertir le titre de l'ouvrage, en l'intitulant : *Dissertation sur l'inutilité de l'amputation des membres.* Il ne parle de cette opération que dans les termes les plus propres à la faire tomber dans

le plus grand d scrédit. Ici il est affligé
des *horreurs* qu'elle présente ; là il ex-
horte les chirurgiens à abandonner la
cruelle & meurtrière méthode de l'amputation ; ailleurs, son objet est d'accou-
tumer les chirurgiens françois à *sentir
l'humanité.* Ces imputations ne sont
point des preuves, & elles ne peuvent suppléer à l'expérience & à la raison qui ont
démontré de concert, que par cette opération un grand nombre de sujets ont été
conservés à la vie qu'ils auroient perdue
infailliblement, & que l'omission de ce
secours a peut-être coûté la vie à un plus
grand nombre. C'est ce que je me pro-
pose de prouver dans ce mémoire, dicté
par l'intérêt de la vérité pour l'honneur
de l'art. J'établirai d'abord la nécessité de
l'amputation, en exposant les cas où elle
est indispensablement indiquée ; j'exami-
nerai ensuite la méthode regardée comme
nouvelle & qu'on nous donne pour la
voie la plus propre à sauver les membres
sans amputation : je ne diminuerai rien
des avantages de cette méthode, puisqu'à
quelques corrections près que j'indiquerai
pour sa plus. grande utilité, c'est la même
que les meilleurs auteurs ont recommandée, celle que j'ai toujours vu pratiquer
par les bons chirurgiens, & que j'ai pra-

tiquée avec succès depuis la guerre de 1733 jusqu'à la dernière. On me permettra de parler le langage de l'expérience acquise par le grand nombre de bleſſés que j'ai vus à des ſieges, à des batailles, & à des actions tout auſſi meurtrières qu'il puiſſe y en avoir (a).

Le premier cas qui ſe préſente en faveur de la néceſſité indiſpenſable de l'amputation, eſt celui où le membre même a été emporté entièrement par un boulet de canon. Ici la ſenſibilité des lecteurs ne peut être émue par des raiſonnemens pathétiques, par leſquels on chercheroit à donner du prix aux plus frivoles eſpérances de conſervation. Mais à qui perſuaderoit-on qu'on guérira facilement dans ce cas, où la dilacération des muſcles, des tendons, des nerfs, des vaiſſeaux de tous genres, forme une playe d'une ſurface très-étendue, irrégulière, faite de lambeaux de parties déchirées, contuſes, mâchées, meurtries, ſuſceptibles de tomber prochainement en gangrène, ou qui ne pourroit fournir qu'une ſuppuration putride plus dangereuſe même que la gangrène? L'os qui ſoutient les chairs eſt inégalement éclaté; il offre des pointes

____

(a) C'eſt M. de la Martiniere qui parle.

aigues, des angles tranchans, capables d'exciter des accidens fâcheux, même fur des chairs qui feroient moins maltraitées & plus fenfibles. Quel parti les lumières de la fimple raifon peuvent-elles dicter dans une plaie femblable ? M. Bilguer dira, « qu'ayant vu & foigné un grand » nombre de bleffés, auxquels des boulets » avoient entiérement enlevé quelques » membres, de façon que tous ceux qui, » attachés aux anciennes règles, n'ofent » pas s'en écarter, auroient fait une am- » putation fur les reftes de ces membres » emportés, il les guériffoit, autant qu'ils » étoient guériffables, fans ce trifte fe- » cours ».

- Nous nous faifons un mérite de notre attachement à ces anciennes règles qu'on voudroit profcrire, & nous n'abandonnerons pas des bleffés de ce genre aux fuites funeftes de leur état. Si l'on en a guéri, ce dont nous ne doutons pas, en attendant prefque tout des reffources de la nature ; il eft fûr que le concours de l'art n'auroit pu qu'augmenter le nombre de ceux qu'on a fauvés.

Qu'on pefé mûrement les circonftances du déplorable état de la plaie, & tout ce que la nature a d'efforts à faire pour la guérifon, & l'on connoîtra combien l'art pourroit lui prêter de facilités, en abrégeant le travail pénible de la séparation des chairs qui ne peuvent être conservées, en mettant toutes les parties délabrées de niveau, en sciant le bout de l'os, enfin en changeant l'aspect d'une plaie affreuse en une plaie plus simple, plus égale, d'une moindre étendue, & qui doit rendre l'ouvrage nécessaire de la nature pour la guérison, beaucoup moins pénible, & en assurer d'autant plus le succès.

Supposons que le boulet ait emporté le pied deux pouces au-dessus des malléoles; le tibia & le péroné présentent nombre de pointes & d'aspérités, les félures des os s'étendent ordinairement beaucoup plus haut. Si l'on ne fait pas la réfection de l'extrêmité de ce membre, le malade pourra guérir à la vérité; mais la cure sera plus longue; il n'aura pas couru moins de danger que par l'amputation; & ce qu'on aura conservé du membre, le rendra moins propre aux fonctions auxquelles il peut servir après la guérison, que si on l'eut amputé dans le lieu d'élection.

Dans les cas plus dangereux, si le malade ne guérit point, l'art n'en aura pas moins travaillé utilement en sa faveur d'après des indications positives. On sait que la réuffite ne couronne pas toujours la meilleure conduite ; mais l'amputation faite à propos ne peut pas être regardée comme une entreprife téméraire, qui ajouteroit de nouvelles fources d'accidens à ceux qui tourmentent les bleffés , puifqu'on ne fait que fubftituer une plaie auffi fimple qu'il eft facile de la procurer dans cette fâcheufe circonftance , à une plaie très-compliquée & bien plus formidable. Nous ne voyons rien qui puiffe empêcher , après ce fecours, la guérifon qu'on fe feroit flatté d'obtenir par les feules reffources de la nature : fi les malades périffent quelquefois malgré l'amputation bien indiquée, les obfervateurs attentifs en ont trouvé la caufe dans le défordre irréparable des parties confervées , & fouvent dans des circonftances étrangères qui ont été inévitables.

Aucun praticien n'ignore les effets terribles de la commotion , tels que la ftupeur & l'inertie des folides : ceux-ci fe laiffent facilement engorger, parce qu'ils ne réagiffent plus fur les fluides ; la coagulation des liqueurs de toute efpèce , le trouble dans les efprits animaux , l'engourdiffement de l'action vitale , rendent cette plaie plus fâcheufe que tout le dé-

fordre apparent de la folution de continuité des parties molles, & même que
le fracas des os. On a cru que l'amputation, quoique néceffaire, ne remédioit pas
à ces accidens que l'œil du vulgaire n'apperçoit point ; je penfe qu'il ne faut pas
faire un principe abfolu de cette propofition ; car fi l'on ne perd pas de vue la
néceffité d'un dégorgement falutaire, l'amputation indiquée d'ailleurs par le délabrement des parties dont la confervation
feroit impoffible, fera faite dans un lieu
où l'action vitale moins ftupéfiée, fera
plus facilement excitée à faire des ofcil-
lations vivifiantes ; & le chirurgien pourra
par la plaie même, procurer un dégorgement utile, non-feulement en laiffant cou-
ler prudemment une certaine quantité de
fang relative à la furabondance de forces
dont il auroit à craindre les effets, mais
même en exprimant, pour ainfi dire, par
un contact bien dirigé, les fucs ftagnans
dans les plus petits vaiffeaux & dans les
cellules du tiffu adipeux. Il y a un vice
de calcul de mettre fur le compte de l'o-
pération la mort de ceux qu'elle n'a pu
fauver, & de ne faire aucune mention
de ceux qui font morts & que l'amputation auroit pu conferver. Ce double défaut d'exactitude dans la fupputation ne

peut être trop relevé pour le bien de l'humanité.

Les choses accessoires ont souvent déterminé les mauvais succès ; & au nombre de ces choses, nous mettrons le délai forcé qui a été tout aussi souvent préjudiciable que la précipitation que nous n'avons garde d'approuver. Un blessé, à qui une amputation faite sur-le-champ auroit sauvé la vie, n'a pu être pansé qu'au bout de vingt-quatre heures, & quelquefois plus tard : privé de tout secours, exposé à l'injure du tems, essuyant, après la chaleur excessive du jour, une nuit froide ou pluvieuse, sans abri, n'ayant que la terre pour lit ; voilà les malheurs que la guerre entraîne, & contre lesquels l'art le mieux dirigé ne peut rien. Les différentes marches des armées forcent souvent à transporter les malades les mieux secourus, d'une manière fort préjudiciable à la nature de leurs blessures ; on est obligé d'établir des hôpitaux dans des lieux où l'on manque des choses les plus utiles ; toutes les misères se réunissent pour donner aux blessés qui en sont susceptibles un chagrin qui les met quelquefois en plus grand danger que leurs blessures mêmes. D'après toutes ces considérations, on voit combien il est injuste d'attribuer les nonfuccès à une opération néceffaire, dans les cas où d'autres caufes bien connues l'ont empêchée d'être utile.

Quand le membre n'eft pas entièrement emporté, le défordre des parties eft quelquefois fi confidérable, que la confervation n'en pourroit être tentée fans danger. Un chirurgien expérimenté voit d'un coup d'œil la perte affurée du bleffé qu'on confieroit à des efpérances fans fondement, & qui ont été fi fouvent funeftes. Quelques exemples de réuffite, en des cas rares, ne détruifent pas le principe favorable à l'amputation. Qu'un jeune homme vigoureux, d'un excellent tempérament, foit bleffé par un boulet, ou par un éclat de bombe qui lui fracture le genou ; les condyles du fémur & l'extrêmité fupérieure des os de la jambe font fracaffés, la capfule articulaire eft ouverte, les ligamens déchirés, les tendons & les mufcles font contus & meurtris. Quelqu'effrayant que foit un pareil défordre, il eft poffible qu'il y ait d'autant moins de commotion & de ftupeur aux parties circonvoifines, que le délabrement eft plus confidérable. Pour éviter l'amputation dans ces cas, on confeille de grandes & profondes incifions, & le débridement de toutes les parties par des fections tranfverfales faites sans ménagement. Par ce moyen on fait librement l'extraction des corps étrangers, & par des soins méthodiques & des attentions suivies, on pourra guérir le malade qui ne sera pas privé de son membre. Tout cela est vrai, & l'on ne doit pas imaginer que des faits de cette nature ne se soient présentés plus d'une fois dans le cours d'une longue pratique. Mais pourquoi supprimer l'énumération des accidens qui surviennent & les dangers que courent les malades dans une pareille circonstance ? Combien y en aura-t-il qui auront la force de résister à la longueur du traitement nécessaire, qu'on a souvent vu durer six, huit ou dix mois ; qui laisse communément des fistules, des caries, avec les douleurs & les inconvéniens qu'elles entraînent ? & pour un qui échappe avec une ankylose, avec la difformité du membre & la plus grande difficulté à marcher, même par le moyen des béquilles, les autres regrettent le tems qu'on a donné à de fausses espérances de guérison, & l'on en voit qui périssent des suites tardives de leurs blessures, lorsqu'ils n'ont pas le courage de demander à tems une amputation, encore nécessaire après plusieurs années. On a des exemples assez multipliés de ces sortes de cas. Encore une fois, qu'on confidère avec attention l'état d'une plaie avec grand déchirement & deftruction des parties molles & un fracas d'os confidérable, fur-tout dans une articulation, & qu'on la compare à la plaie d'une amputation bien faite, qu'on eftime par la connoiffance qu'on a de la manière d'agir de la nature, la différence de fon travail dans l'un & dans l'autre cas pour la guérifon du bleffé, & je penfe qu'il n'y aura pas même le moindre prétexte d'établir un doute raifonnable fur les avantages de l'amputation.

Il y a donc des cas où cette opération eft indifpenfablement néceffaire, & l'académie de chirurgie a pu pofer cette affertion générale comme un principe, en demandant pour le prix de l'année 1754: *En quel cas il falloit faire l'amputation fur le champ, & en quel cas il falloit la différer?* M. Tiffot n'a pas bien faifi le fens de la propofition, s'il a cru que l'académie admettoit l'amputation comme abfolument néceffaire dans toutes les plaies d'armes à feu, compliquées de fracas des os : le point précis de la queftion étoit de déterminer, dans les cas de néceffité abfolue, les avantages ou les inconvéniens qu'il y auroit à faire l'opération fans délai, ou à la différer.

Cette propofition di&ée par des vues très-louables & très-utiles, ne méritoit pas de la part même de ceux qui n'admettoient aucun cas de néceflité, la remarque injufte & déplacée, qu'on ne laiffoit d'autre alternative aux infortunés bleffés que celle de perdre le membre fur le champ, ou feulement *quelques heures plus tard*.

Le mémoire que l'académie a jugé digne du prix, donne des préjugés très-légitimes contre l'amputation faite dans les premiers momens; l'on y voit en même-temps que le danger qui l'accompagne n'empêche pas que l'on ne foit malheureufement forcé d'y avoir recours lorfque le membre eft tronqué, ou que le fracas eft énorme & caufé par un boulet; ou quand les principaux vaiffeaux qui doivent fervir à la nourriture du membre font abfolument détruits. L'amputation eft-elle plus redoutable que ces grandes incifions très-longues & très-nombreufes par lefquelles on couperoit hardiment en travers, tendons, mufcles & ligamens; que ces extirpations de parties gangrenées, dont on dépouille jufqu'au périofte, un os qu'il faut enfuite fcier? N'eft-ce pas faire très-douloureufement une amputation en déclamant contre fon utilité? L'opération faite méthodiquement, fuivant les préceptes de l'art, doit avoir plus de succès que ces dissections qui n'ont d'autres regles que la gangrène, qu'on est obligé d'enlever, parce qu'on l'a attendue, & que l'amputation prévient lorsqu'elle est faite à propos. Ce sont néanmoins ces incisions qu'on dit être moins cruelles que la plaie de l'amputation, qu'on ne manque jamais de nommer avec l'épithete d'*horrible*.

Le peu de succès des amputations faites sur le champ, peut être attribué en général à la surabondance des forces des blessés, aux dispositions inflammatoires, à l'irritation du genre nerveux. On a remarqué en effet que lorsque l'on peut n'y procéder que tardivement, après que la fougue des accidens primitifs a été appaisée par les saignées, les boissons délayantes, le régime, &c. lorsque les esprits ne sont plus irrités, que les forces vitales sont au degré convenable, & quand le calme est rétabli dans toute l'économie animale, l'amputation réussit presque toujours. M. Tissot a dû voir dans la dissertation couronnée par l'académie en faveur des amputations faites tardivement, qu'on a donné à dix blessés des soins méthodiques pour tâcher de leur conserver les membres. On a cependant été obligé de les mutiler ensuite, non pas après quelques heures, comme il plaît à M. Tiſſot de le dire, mais le plutôt au bout de vingt-neuf jours, & le plus tard quarante-ſept jours après la bleſſure. Qu'on tâche donc d'infirmer les principes du traitement qui a précédé le temps où l'opération a paru conſécutivement indiſpenſable en prouvant qu'il n'a pas été méthodique; ou qu'on nous diſe comment on auroit pu conſerver ces membres, ſans avoir recours à l'opération qui a ſauvé très-manifeſtement la vie à ces bleſſés. Je choiſis ces exemples conſignés dans des ouvrages dignes d'eſtime, & après les avoir oppoſés à des aſſertions vagues, dépourvues de tout fondement, & trop manifeſtement injurieuſes à la chirurgie françoiſe, je paſſe à l'expoſition ſommaire de la pratique ſur le traitement des plaies d'armes à feu.

La nature de ces plaies eſt aſſez connue; elles ſont l'effet d'un corps orbe qui a diviſé les parties, en briſant les vaiſſeaux qui en font la texture, & y produiſant la plus forte contuſion qu'on puiſſe imaginer. Les extrêmités des fibres diviſées, ſont repliées & refoulées ſur elles-mêmes dans tout le trajet de la balle, c'eſt ce qu'on nomme l'eſcarre, par laquelle le dégorgement des fluides qui couleroient naturellement des vaiſſeaux divisés dans une plaie de tout genre, est empêché.

Confidérons d'abord cette plaie dans l'état le plus simple, traverfant une partie charnue, fans complication de corps étrangers & de fracture, ou de léfion des vaiffeaux principaux.

La première indication du chirurgien méthodique, eft de changer la nature de cette plaie, & de la convertir autant qu'il eft poffible, en plaie faignante. Elle doit fuppurer dans toute fon étendue, mais il eft utile de procurer d'abord le dégorgement des fucs, que l'extrêmité des vaiffeaux refoulés retiendroit. On ne peut y réuffir que par des incifions & des débridemens convenables ; par ce fecours on fera le maître du fuccès : on préviendra des accidens fâcheux, tels que le gonflement, les dépôts, les fufées de fuppuration qui dilacèrent les parties, & qui obligent à multiplier les contr'ouvertures : il eft effentiel que les premieres incifions foient bien dirigées.

On s'abuferoit affez groffièrement en croyant qu'on a rempli l'indication de débrider, lorfqu'on a fait à l'entrée & à la fortie de la balle de très-grandes incifions. Celles-ci, au contraire, font fort dangereufes lorfqu'elles font faites fans principes : en fendant beaucoup de peau, on ouvre une iſſue aux muſcles qui font hernie par ces inciſions indiſcrettes, & elles ne remédient pas au gonflement : les inflammations font du progrès, la fiévre, le délire les accompagnent ; l'étranglement produit ſouvent la gangrene & le ſphacèle, à moins que des dépôts malheureuſement ſalutaires dans cette occurrence, ne rétabliſſent le calme. Pour débrider la plaie avec méthode, le jeune chirurgien, pour qui j'entre dans ce détail intéreſſant, doit introduire ſon doigt dans la plaie pour ſuivre le trajet de la balle, c'eſt ce trajet même qui doit le diriger dans la pratique des inciſions : ſans retirer le doigt qui ſera le guide de l'inſtrument tranchant, il étendra ſupérieurement & inférieurement l'entrée & la ſortie de la balle, depuis l'intérieur juſqu'à l'extérieur, en allongeant en dehors autant qu'il le jugera néceſſaire ſuivant les circonſtances : ce ne ſera pas la peau ſeule qui ſera compriſe dans cette inciſion ; au moyen de quoi les muſcles ſains ne ſeront pas expoſés à faire une ſaillie dont les ſuites ont été quelquefois fâcheuſes. Dans l'intérieur, le trajet ſera ſcarifié autant que les parties le permettront. Il s'agit d'opérer par des ſaignées locales, le dégorgement des sucs retenus par l'escarre dans les vaisseaux divisés ; s'il y a des brides, elles seront coupées sur le doigt qui en sera le juge : c'est le seul moyen de prévenir les étranglemens intérieurs auxquels de grandes incisions faites à l'extérieur, sans principe, ne remédient pas.

Lorsque les muscles sont recouverts d'aponévroses, il faut toujours denteler celles-ci en différens sens, par des scarifications qui préviennent tous les désordres de l'étranglement des parties subjacentes, lorsqu'elles viennent consécutivement à se tuméfier.

Quand une plaie est bien débridée à l'entrée & à la sortie, de maniere que les doigts introduits par les deux orifices passent librement & se rencontrent sans trouver aucune gêne, elle devient pour ainsi dire une plaie simple, qui guérira facilement par les soins ordinaires. Cela ne peut pas toujours s'exécuter ainsi, le volume de la partie s'y oppose quelquefois, ainsi que le voisinage des principaux vaisseaux, ou de quelques cordons nerveux. C'est ici où le chirurgien conduit par les lumières de l'anatomie, exécutera avec fruit ce qu'un autre ne pourroit faire sans témérité & sans danger. Les étran-

glemens aux environs des principaux vaiffeaux ont des fuites funeftes, bien promptes, puifqu'elles interceptent immédiatement la circulation du fang. Un Praticien
éclairé, maître de lui-même dans ces circonftances délicates, faura éloigner avec
le doigt une artère confidérable, & la
mettre à l'abri de l'inftrument qui doit
couper une bride mortelle dans fon voifinage.

Dans ces cas, & même prefque dans
tous les autres, je confeille l'ufage d'une
bande effilée, affez large pour ne pas
faire la corde. Ce féton entretient une
communication libre de l'entrée à la fortie,
procure l'iffue des matières purulentes,
comme un fiphon ; & quoique plufieurs
chirurgiens aient blâmé cette pratique,
regardant le féton comme un corps étranger, il m'a toujours paru d'une utilité
fingulière : par fon moyen on a obtenu
fans peine la fortie de portions de vêtemens que la balle avoit pouffées dans la
plaie, & qui, par un plus long féjour,
auroient attiré des abcès, toujours accom-
pagnés de fiévre & d'autres accidens fort
préjudiciables. J'ai même vu plus d'une
fois des chirurgiens, moins perfuadés qu'ils
n'auroient dû l'être de l'utilité des fétons,
& trop preffés de les fupprimer, dans

l'obligation de les rétablir pour faire cesser les accidens qui avoient résulté de cette souftraction.

Les incisions convenables ayant été faites, dans le cas simple que nous prenons ici pour exemple, le premier appareil confistera en charpie sèche, dont on remplit fort mollement l'intérieur de la plaie; on la recouvre de compresses qu'on contient avec une bande, dont les circonvolutions ne doivent pas être trop ferrées. Un régime convenable & deux ou trois faignées, fuivant les forces du blessé, le mettront à l'abri de tout accident. Le fang & la lymphe auxquels on a ouvert une iffue par les incisions & fcarifications recommandées, produifent, les premiers jours, un dégorgement féreux & fanguinolent; la fuppuration s'établit infenfiblement, les fucs ne font pas retenus, les malades ne fouffrent que très-peu: l'on doit à ces incisions bien dirigées le calme dont jouiffent les bleffés, & qui les met à l'abri des abcès & de tous les fymptômes dangereux qu'entraîne une conduite moins méthodique.

Les incisions, ainsi ménagées, font donc utiles pour la plaie même confidérée comme une division contufe: mais on en fent encore plus les avantages pour la recherche des corps étrangers ; c'est un objet dont le chirurgien doit s'occuper férieusement : la négligence à cet égard a eu souvent des fuites funestes. On nous difpensera de rapporter fur ce point des exemples, dont nous avons été les témoins oculaires ; ils ne ferviroient qu'à flétrir la réputation des chirurgiens qui n'ont pas fuivi ces règles, & à renouveler les regrets des familles, qui ne feroient pas encore confolées des pertes qu'elles ont faites à cette occafion.

Si la balle a rencontré un grand os dans fon paffage, & qu'il foit fracturé avec éclat, c'est ici où il faut étendre, comme le dit M. Bilguer, les incifions haut & bas au-delà des bornes de la fracture ; car ce n'eft pas ce que le chirurgien coupe avec prudence & raifon, qui eft difficile à guérir ; c'est bien plus fouvent ce qu'il ménage mal-à-propos, qui fait obftacle à la cure : la plupart des accidens font des fuites de ce ménagement mal entendu. Il doit donc, dans le cas fuppofé, examiner d'abord l'entrée & la fortie de la plaie qu'il fera obligé d'aggrandir, comme on vient de le dire ; mais il doit porter fon attention plus loin, & confidérer fi la difpofition des orifices de la plaie eft telle qu'elle puiffe permettre un libre écoulement aux matières que la suppuration fournira par la suite. Un vrai chirurgien ne se contente pas de remédier aux accidens présens, il faut que son intelligence lui fasse appercevoir les événemens avant qu'ils arrivent. L'expérience a appris qu'on pouvoit prévoir dès la première inspection, le besoin d'une contre-ouverture, pour suppléer dans l'intention susdite aux ouvertures de la plaie, moins avantageusement situées. On ne doit rien négl ger pour le succès dans le traitement d'un cas aussi grave. Il faudra donc ouvrir d'abord en haut & en bas sur les voies que la balle a faites, & si on le juge nécessai e, s'en préparer de nouvelles dans la partie la plus déclive, afin d'éviter le croupissement des matières & de favoriser la sortie des fragmens, dont l'extraction n'aura pas été possible dans le premier pansement.

Toutes ces incisions doivent pénétrer jusque sur les os fracturés; il convient même de les étendre au-delà du fracas, jusqu'à la partie saine des os : ce n'est que par ce moyen qu'on peut juger sainement des esquilles qui peuvent être maintenues sur le corps de l'os avec espérance d'en obtenir le recollement; celles qui ne permettroient pas cette réunion, seront

feront féparées des adhérences qui les retiendroient, & regardées comme corps
étrangers capables de nuire.

Les plaies nettoyées des caillots de fang
& débarraffées de tous corps étrangers
ou devenus tels, feront garnies mollement de charpie féche, de façon qu'il n'y
refte point de vuide : des compreffes &
un bandage approprié, tel que celui à
dix-huit chefs, contiendront fuffifamment
la partie, laquelle fera mife en fituation
convenable dans une boîte, ou dans les
fanons & faux fanons, fi le membre le
permet.

La conduite du chirurgien dans le cas
même de la fracture du fémur avec fracas
par un coup de feu, doit être réglée par
ces mêmes principes, fi ce n'eft que les
incifions relativement au volume de la
partie doivent être beaucoup plus étendues ; car le point effentiel eft de pouvoir, en quelque forte, confidérer l'ouvrage de la nature dans le plus profond
de la plaie. De plus, les maffes charnues
doivent être éloignées de l'os par l'in-
terpofition de la charpie, jufqu'au tems
du moins que le dégorgement de la première fuppuration foit fait, & qu'on ait
pu ôter de la plaie toutes les parcelles
offeufes qui ne pourront fe confolider à

la pièce principale. La charpie, qui remplit mollement le vuide d'une plaie, empêche les chairs d'être irritées par les pointes des os, elle absorbe les sucs qui exsudent de la plaie, & sert à les conduire au-dehors. Sans cette attention dans les pansemens, les matières, en séjournant, produiroient de nouveaux dépôts, des sinus, la fièvre, & tous les autres désordres qui font quelquefois périr les malades, à l'instant même que, par la cessation des grands accidens primitifs, on comptoit le plus sur l'espérance de les sauver.

Je conviendrai que cette méthode, que je crois fondée en bonne théorie & en saine pratique, n'est pas toujours exempte des plus funestes accidens, & même de la mort, parce qu'il n'y a aucun art qui puisse toujours en garantir. Mais j'ai vu souvent que la pratique opposée aux grandes & profondes incisions, dans les cas dont il est question, avoit presque toujours été suivie de gangrène & d'une mort assez prompte. La nécessité fait quelquefois revenir aux secours qu'on a négligés; mais lorsque les miasmes de la pourriture ont passé de la plaie dans le sang, ces secours sont ordinairement superflus; & pour un blessé qu'on est

affez heureux de tirer des bras de la mort,
il en périt cent.

Souvent appelé dans ces cas défefpé-
rés, j'ai eu le bonheur de réuffir quelquefois par un procédé curatif femblable
à celui que l'on tient en médecine dans
le traitement des fièvres putrides de caufe
interne, l'application des véficatoires à
la jambe oppofée à la bleffure, quelquefois entre les épaules ; l'ufage des ti-
fannes aiguifées de tartre ftibié, pour
procurer des évacuations conftantes par
les felles, des cordiaux donnés à propos
pour foutenir les forces vitales, les abfor-
bans dans le cas où la foibleffe & l'ato-
nie n'étoient pas extrêmes ; par tous ces
fecours & avec l'aide de la nature, j'ai
vu des malades revenir, pour ainfi dire,
de la mort à la vie. On pourroit même
établir une cure prophylactique, & avoir
recours à ces moyens avant que le danger fût auffi marqué. On s'apperçoit d'a-
vance par un mal-aife précurfeur, par la
fuppuration dont la qualité & la quantité
s'altèrent, par l'anxiété des bleffés & par
quelques mouvemens fébriles, que le bon
état des chofes va changer. Pourquoi
n'iroit-on pas utilement au-devant des accidens ? Il eft certain qu'on préviendroit
avec avantage les funeftes effets des miaf-

mes délétères, par la conduite qui y remédie quelquefois lorsqu'ils ont fait leur impreffion.

Les précautions peuvent même être prifes de plus loin; une longue expérience m'a appris, & tous ceux qui auront voulu y donner la plus légère attention le favent comme moi, que le danger des plaies d'armes à feu, même des plus graves & des plus compliquées, dépend fouvent moins du défordre local, que de la dépravation confécutive des humeurs, par laquelle toute l'économie animale eft troublée dans fes fonctions. La plupart des foldats, & même les officiers, furtout à la fin des campagnes, font par les fatigues inféparables de leur état, dans une difpofition très-prochaine à maladie. Souvent, à l'inftant qu'ils font bleffés, ils ont le ventre farci d'alimens de mauvaife qualité; auffi voit-on qu'à peine on a calmé les premiers accidens, les matières qui fe putréfient dans les inteftins, font le germe d'une fièvre fecondaire, qui peut avoir les plus mauvaifes fuites.

On fait que toutes les fois qu'il y a des matières viciées dans les premières voies, de quelque nature que foient ces ordures, la fièvre s'enfuit néceffairement : les fièvres vermineufes, celles qui ont la crapule ou la bile furabondante pour caufe matérielle, ne cédent qu'aux vomitifs & aux purgatifs. C'eſt auſſi ce qui nous a indiqué la néceſſité abſolue d'avoir recours aux évacuans dans le cas de plaie d'armes à feu, & de foutenir même leur effet, pendant un tems aſſez confidérable pour empêcher les progrès du mal conjoint, qui mettoit les bleſſés dans le plus grand péril. Il eſt donc permis de conclure, que les moyens qui ont réuſſi à guérir, pourroient à plus forte raifon prévenir les fymptômes, & c'eſt à quoi l'on a réuſſi pluſieurs fois en faifant vomir ces bleſſés dès les premiers jours de leur accident.

L'ufage du quinquina, dont nous avons éprouvé les plus grands effets pour donner du ton aux folides, pour fortifier l'eſtomac, abforber les mauvais levains, & corriger le germe fébrile, & qui rétablit fi puiſſamment la fuppuration qu'il rend plus louable, ne nous a paru manquer aux efpérances qu'on en avoit conçues, que lorfqu'on avoit négligé d'évacuer les malades avant que de s'en fervir.

Enfin, lorfque le mal local a reçu tous les fecours poſſibles, que les plaies font bien débridées, qu'il n'y a aucun corps étranger dont la préfence foit une caufe d'irritation, qu'on a faigné fuffifamment le malade, qu'on foutient fes forces par un peu de vin, qu'on l'a évacué à propos, qu'on ne lui fait pas obferver fans raifon une diète trop auftère, qu'on s'oppofe à la putridité par l'ufage du quinquina & des acides, & que l'on calme, fuivant l'indication, le fyftême nerveux irrité, on peut tout efpérer, fi le tempérament du malade n'eft pas trop foible. Dans le cas de l'irritation du genre nerveux, j'ai donné avec bien du fuccès des gouttes d'Hoffmann, du firop de karabé & autres calmans : & de tous les purgatifs, celui dont j'ai vu les meilleurs effets, eft le tartre émétique mis dans la boiffon du bleffé, en très-petite dofe & continuée.

A l'égard des topiques, il n'y en a point, à mon avis, de préférable, fur-tout pendant les premiers jours, à l'eau marinée ; elle réfoud le fang coagulé, diffipe les échimofes, & prévient les ac-cidens des grandes contufions qui fe ter-minent quelquefois en gangrène. Ce re-mède fi fimple, & qu'on trouve par-tout, eft d'une grande reffource dans les con-tufions les plus étendues. Ce n'eft ce-pendant pas le feul auquel on puiffe avoir recours ; quand les folides font en tenfion, qu'il y a de l'éréthifme & de la crispation, les fomentations émollientes & résolutives, & les cataplasmes de même vertu, ont opéré des changemens salutaires. Le traitement extérieur du membre est fourni à des indications raisonnées qui doivent se tirer de l'état des choses ; souvent on substitue aux émolliens des cataplasmes aromatiques & anti-putrides ; on anime les décoctions avec du sel ammoniac & de l'eau-de-vie camphrée, selon le besoin. Les médicamens même qu'on introduit dans la plaie doivent être employés avec connoissance de cause. La naissance des chairs fongueuses qui se laissent abreuver de sucs mal élaborés, susceptibles d'une dépravation plus vicieuse par le croupissement, peut être l'effet de l'usage inconsidéré des médicamens gras & pourrissans. Je l'ai observé dans les hôpitaux où les blessés étoient abandonnés à des élèves, qui ne manquoient ni de zèle ni de bonne volonté, mais qu'on négligeoit trop imprudemment de diriger par des conseils utiles.

Je n'ai pas parlé d'un genre de blessure que j'ai eu occasion d'observer plusieurs fois : la partie qui a été frappée est sans division apparente, & même sans changement de couleur à la peau ; mais les muscles sont lacérés & réduits en bouillie ;

les chairs & les sucs qu'elles contenoient
à l'inftant de la percuffion, avec les fluides
de tout genre que les loix de la circulation y font épancher, forment dans la
cavité de cette plaie intérieure un dépôt
dont la matière eft femblable à de la lie
de vin. La tumeur eft circonfcrite, molle
dans le centre & rénitente dans la circonférence. Ces fignes ne font point équi-
voques pour un chirurgien expérimenté :
par eux j'ai prononcé avec affurance qu'il
falloit promptement procéder à l'ouverture, pour évacuer les matières épanchées ; & l'on a trouvé quelquefois l'os
dépouillé de fon périofte dans le fond de
ces meurtriffures fubcutanées. Il eft certain qu'on perdoit un temps précieux à
attendre la diffipation de cette tumeur
par tous les moyens capables de procurer
la réfolution, puifqu'elle n'en eft pas
fufceptible ; mais il faut être attentif aux
fignes pathognomoniques que je viens
d'indiquer. Par leur abfence j'ai empêché
qu'on ne fît des incifions inutiles fur des
tumeurs qui ont été guéries heureufement
en peu de jours, par le feul ufage de l'eau
marinée & de quelques faignées.

Telles font les réflexions générales que
la pratique des plaies d'armes à feu m'a
fuggérées : & je crois avoir prouvé foli-

dement que l'amputation des membres
étoit une opération indifpenfable en plufieurs cas.

L'hôtel royal des invalides renferme un
grand nombre de braves foldats, qui ont
rifqué généreufement leur vie pour la patrie, & qui font redevables de leur confervation au glaive falutaire de la chirurgie : il eft poffible qu'on y ait eu quelquefois recours trop légèrement ; mais ce
n'eft point la faute de l'art, qui ne prefcrit jamais que des opérations néceffaires.
D'ailleurs, quelques exemples de perfonnes qui ont réfifté aux confeils éclairés
des plus grands maîtres, & qui n'ont pas
laiffé de guérir, ne prouvent rien contre
l'opération en général. Car il refte à favoir fi la prudence permettroit qu'on s'ex-
posât à un pareil hafard, dont le fuccès
eft très-incertain. Au refte je ne prétends
ici que tranfmettre les préceptes que j'ai
reçus des grands hommes qui ont fait la
gloire de l'académie royale de chirurgie
& de nos écoles : leurs favantes inftruc-
tions m'ont fervi de guide dans la pratique, & je dois à la reconnoiffance & à
la vérité, pour détruire toutes préventions
contraires, l'aveu public du fruit que j'en
ai tiré, & de l'avantage dont elles ont
été aux bleffés confiés à nos foins.

§. I.

Des plaies d'armes à feu à la tête.

Les corps pouſſés par les armes à feu, ſont mus avec tant de force, qu'il eſt rare que leur action ſe borne aux parties molles & extérieures, quoique les corps aient perdu aſſez de leur mouvement pour ne pas faire de ſolution de continuité apparente. Leur effet s'étend ordinairement plus loin que la partie frappée, & il devient ſouvent d'autant plus dangereux, que la partie offre une plus grande réſiſtance ; auſſi eſt-ce par cette raiſon que l'on voit des contuſions aſſez fortes ſur la région du ventre, même avec plaie pénétrante dans cette capacité, guérir ſans cauſer d'accidens notables, tandis que les contuſions des parties ſolides quoique médiocres en apparence, produiſent des accidens mortels par l'ébranlement & la commotion qu'elles communiquent à toute la machine.

Les contuſions du crâne cauſées par les coups d'armes à feu exigent donc par cette raiſon une attention particulière pour leur traitement, & l'on peut dire avec raiſon qu'elles arrivent rarement, ſans que la ſubſtance molle & pulpeuſe du cerveau, ou les membranes renfermées dans cette boîte offeufe n'en fouffrent un dérangement fenfible. Un chirurgien doit être fort réfervé fur fon prognoftic dans des cas femblables, & régler fa conduite, en faifant exactement attention aux moindres changemens qui pourroient arriver. On voit fouvent, après les huit ou dix premiers jours de ces bleffures paffés fans des accidens remarquables, paroître peu-à-peu les fignes d'un épanchement caufé par la léfion des parties intérieures.

Les contufions du crâne & des parties folides, produites par toute autre caufe que les armes à feu, cèdent pour l'ordinaire affez aifément à certains moyens, tels que l'application des fpiritueux, &c. mais il n'en eft pas de même de celles qui font l'effet des corps pouffés par la poudre à canon ; elles cèdent rarement aux moyens connus, alors il faudroit fouvent paffer les bornes de la règle ordinaire, & prévenir par une incifion, prouvée néceffaire par des cas fâcheux où elle a été négligée, des accidens qui deviennent très-menaçans, s'ils ne font même mortels. L'incifion, dût-elle être inutile, ne préfente aucun inconvénient ; il n'en eft pas de même fi elle eft négligée ou omife. Par fon moyen, on reconnoît l'état de l'os & du péricrâne, & elle fournit fouvent des indications pour le trépan auquel on n'auroit point penfé. Ceux qui ont fuivi les armées, ont fouvent éprouvé l'efficacité de cette méthode, & ont été témoins des accidens irréparables qui font furvenus lorfqu'elle n'a point été mife en pratique.

Outre les avantages que peut procurer une incifion par l'iffue qu'elle forme aux liqueurs épanchées, & le dégorgement des vaiffeaux de la partie (ce qui fouvent fuffit pour une parfaite guérifon, fi la contufion de l'os eft légère), elle fert encore à découvrir des fentes ou des fractures fuperficielles, qui n'auroient pu être reconnues à travers les tégumens contus, & qui n'auroient été manifeftées que tard par des accidens funeftes. L'obfervation fuivante prouve les utilités de l'incifion faite d'abord.

Un officier fut frappé au fiége de Maftricht, en 1748, par une balle affez groffe, fur la partie latérale & prefque poftérieure du pariétal droit. La balle en contondant les tégumens les avoit un peu déchirés ; ce qui détermina à faire une incifion cruciale & à découvrir l'os. Sa fubftance étoit prefque dans l'état naturel, une fente capillaire, & très-peu étendue la traverſoit ſeulement ; le bleſſé n'avoit encore éprouvé aucun accident. Les praticiens dans des cas ſemblables ſont ſur leurs gardes, & l'expérience a ſouvent fait voir que ces ſortes de fentes ſont accompagnées d'une fracture de la table interne.

M. Andouillé qui vit ce malade, craignant la fracture de cette table, crut devoir prévenir les accidens par l'opération du trépan. Il la fit, & une couronne ne fut pas plutôt appliquée, & parvenue juſqu'au diploë, qu'en ſe détachant elle laiſſa appercevoir une portion de la table interne, ſéparée & ſi conſidérable, qu'il fallut appliquer une ſeconde couronne pour lui pratiquer une iſſue. Après cette opération le bleſſé n'eut preſqu'aucun accident & fut guéri promptement.

On peut conclure d'après cette obſervation & beaucoup d'autres ſemblables, 1°. que dans preſque toutes les contuſions à la tête par armes à feu, à moins qu'elles ne ſoient très légères, les inciſions ſont néceſſaires pour reconnoître l'état du crâne ; 2°. que ſouvent la table interne, étant plus mince, eſt fracturée & ſéparée, quoique la table externe ait réſiſté ou ne ſoit que ſimplement fendue ;

3°. que dans ces cas le trépan eſt preſque toujours indiqué , & qu'il faut le
pratiquer ſans attendre la préſence des accidens. Les obſervateurs nous fourniſſent
des exemples de cas ſemblables qui ont
été ſuivis d'accidens fâcheux , parce qu'on
a trop négligé les moyens que je viens
de propoſer , ou parce qu'on les a employés trop tard , & après que les accidens avoient fait des progrès irréparables.

Les balles pouſſées par les armes à feu ,
quoiqu'elles ne faſſent aucune ſolution apparente , changent quelquefois l'état naturel des tégumens du crâne au point qu'il
eſt bien difficile de reconnoître les dérangemens qui arrivent à cette boîte oſ-
ſeuſe.

M. Cannac a donné à l'académie une obſervation ſur une forte contuſion accompagnée de fracture à la partie ſupérieure &
moyenne du coronal , qui en fournit une
preuve. L'attrition des parties avoit été ſi
forte , qu'il y avoit une eſpèce de croûte
dans l'endroit que la balle avoit frappé ,
ce qui empêcha de reconnoître d'abord
une dépreſſion conſidérable du coronal
qui étoit un peu enfoncé ſur la dure-mère.
Des accidens ayant déterminé à faire une
inciſion ſur cet endroit onze jours après ,
on reconnut la fracture de l'os , le bleſſé

fut trépané, les accidens cessèrent & la guérison suivit.

D'autres fois au contraire, les tégumens devenus épais & édémateux forment une tumeur qui ne permet pas de reconnoître le dérangement des parties solides. Dans ces cas, & dans le précédent, l'incision des tégumens est toujours indiquée.

Si la contusion des os du crâne n'étoit pas suivie d'accidens presque mortels de leur nature, on pourroit tenir une conduite différente ; mais n'est-il pas dangereux de les attendre, & peut-on concevoir qu'une cause aussi violente que les armes à feu puisse agir sans causer des fentes, des fractures, ou tout au moins des ébranlemens qui occasionnent des épanchemens, qui ne se font remarquer ensuite que par des mouvemens convulsifs, le dérangement des fonctions, & un sommeil léthargique qui se trouve quelquefois interrompu par un délire violent; accident que l'on auroit évité dans le cas rapporté par M. Cannac, si on eût fait dès le premier tems une incision qui auroit déterminé au trépan ? D'où je crois devoir établir avec M. Quesnay, que les plaies de tête faites par armes à feu, exigent toujours des incisions, & souvent le trépan, quoique le crâne ne soit pas fracturé, puisque l'expérience de presque tous les grands maîtres semble confirmer cette pratique.

Les contusions de la tête présentent des considérations bien différentes à raison de la partie frappée. On sait quels sont les accidens que produit la contusion des parties membraneuses & aponévrotiques, & de quelle conséquence peuvent être les épanchemens qui se forment sous ces membranes ; par conséquent que ne doit-on pas craindre de leur déchirement ? Les plaies qui arrivent à la région des muscles crotaphites sont de ce nombre, & demandent un traitement d'autant plus circonspect que les os temporaux, qu'ils recouvrent en partie, sont fort minces, & par cette raison, très-susceptibles de fracture.

Si les incisions sont presque toujours nécessaires dans le traitement des plaies d'armes à feu, elles le sont encore davantage dans le traitement de celles des parties aponévrotiques ; c'est dans ce cas qu'il y a souvent une prudence infinie à les multiplier, & ce n'est que par ces précautions qu'on peut prévenir les accidens, ou les dissiper.

Un soldat du régiment Royal-Comtois, âgé de vingt-deux ans, fut blessé au fiege d'Ypres par une balle, qui, quoiqu'au bout du coup, eut encore affez de force pour faire une plaie fur le mufcle crotaphite, & fe fixer dans l'os temporal du côté droit, à l'endroit où il fe joint avec l'apophife plate de l'os fphénoïde. La plaie fut d'abord débridée, & la balle tirée. Le malade, après avoir été faigné fix fois en quatre jours, fut enfuite tranfporté à Lille.

M. Planque trouva la plaie fans fuppuration & le mufcle crotaphite gonflé ; le malade ne fe plaignoit cependant point de la tête, & avoit l'efprit préfent. Comme il avoit un peu de fièvre, il fut encore faigné deux fois, & on lui fit obferver une diète exacte. Malgré ces moyens la fièvre fubfiftoit, on crut devoir en accufer un défaut de régime ; on tenta les évacuations, & les accidens femblèrent difparoître.

Ce calme trompeur ne dura pas longtems ; le vingt-troifième jour de la bleffure, le malade tomba dans l'affoupiffement, & la fièvre devint très-violente. M. Planque crut alors devoir dilater la plaie, débrider le péricrâne, & découvrir l'os temporal. Il reconnut toute l'étendue de la fracture, accompagnée de l'enfoncement d'une pièce de cet os, qui avoit dix lignes de largeur, & étoit de figure triangulaire. Cette pièce fut à peine ébranlée pour en faire l'extraction, qu'aussi-tôt on vit sortir une grande quantité de pus de mauvaise odeur ; la place qu'elle occupoit tint lieu de trépan ; après avoir détruit les inégalités des os, les pansemens ordinaires en pareil cas, & les injections qu'il crut nécessaires, achevèrent la cure. L'assoupissement & les autres accidens furent bientôt dissipés par ce moyen.

Il est donc nécessaire dans des cas semblables d'être extrêmement attentif aux accidens qui suivent la lésion des parties membraneuses ; si dans les premiers tems les incisions eussent été faites avec plus de soin, elles auroient prévenu les accidens qui sont arrivés, & que M. Planque n'a pu dissiper qu'en débridant les parties, & en procurant l'issue des corps devenus étrangers, ainsi que celle des fluides épanchés. Les moindres accidens en pareils cas donnent toujours lieu de soupçonner une fracture, & c'est avec raison que l'on ne peut trop recommander les recherches & les incisions convenables pour reconnoître l'état des os du crâne après les coups d'armes à feu, puisque, pour peu que les balles ayent été poussées avec force, elles

peuvent bleſſer les membranes intérieures
& extérieures, les faire ſuppurer, fendre
les os, procurer une fracture de la table
interne, ou même s'y fixer, ainſi que
dans le cas que je viens de rapporter; &
il paroît étonnant que l'on ait différé
l'inciſion juſqu'au vingt‑troiſième jour,
le trépan étant indiqué dès le premier
moment.

Je ne crois pas devoir détailler dans
ce mémoire la conduite que l'on doit tenir
dans les grands fracas du crâne. L'importance de ces maladies a fixé toujours
l'attention des praticiens, elles indiquent
elles-mêmes les moyens de curations,
ou emportent promptement les bleſſés.

§. I I.

Des plaies d'armes à feu à la face.

Les plaies qui arrivent à la face, ne
ſont pas pour l'ordinaire accompagnées
d'accidens auſſi formidables que celles
qui arrivent au crâne, elles ſont plus
ſimples, & exigent un traitement diffé-
rent de celles qui arrivent aux autres
parties du corps. Il y a cependant des
cas où elles exigent une attention très-ſé-
rieuſe, & dans leſquels elles ſont accom-

pagnées d'accidens fi menaçans , qu'on
pourroit les regarder fouvent comme
ayant quelque analogie avec les plaies de
la tête. La commotion qui fe tranfmet
au crâne & au cerveau, l'irritation du périofte qui fe communique aux membranes
intérieures , l'inflammation de toute la
face, le délire, quelquefois un affoupiffement léthargique , rendent ces plaies
très-compliquées, & ne permettent que
difficilement leur guérifon. Dans ces cas,
on régle fa conduite felon les complica-
tions, & ce font elles qu'il faut diffiper
pour obtenir une cure heureufe.

Le traitement & le panfement des
plaies d'armes à feu à la face, ne doivent
pas être les mêmes que ceux des plaies
des autres parties. Ces plaies exigent beaucoup d'attention & de ménagement dans
les dilatations que l'on eft obligé de
faire, foit par rapport à la conformation
particulière des parties & au voifinage des
os qui ne permettent pas de les étendre,
foit pour éviter la difformité, foit pour
ménager certains organes qui en fouffri-
roient des dérangemens notables. Différentes obfervations vont en fournir des
exemples.

Leur panfement ne doit pas non plus
être le même. Dans les plaies ordinaires,

on emploie utilement les digeftifs & autres remèdes fuppurans qui relâchent le
tiffu des parties & procurent la chûte
des efcarres ; mais dans celles-ci, ces remèdes ne font pas auffi utiles, & s'ils le
font, c'eft par les précautions que l'on
prend pour les employer, & les temps
où on les applique. Ces remèdes qui conviennent dans les premiers temps pour
exciter une légère fuppuration , feroient
nuifibles fi on les continuoit, & la fuppuration une fois établie, l'huile de térébenthine, l'huile d'œufs, les lotions &
les légers defficatifs tiennent lieu de digeftifs : ce que l'on doit fcrupuleufement
obferver , fur-tout, fi ces fortes de plaies
pénétrent dans l'intérieur de la bouche ,
de l'œfophage, & dans les cavités du nez
ou autres dans lefquelles fe fait une filtra-
tion continuelle d'humidité, qui feules ,
fuffifent pour la féparation des efcarres
& qui deviendroient nuifibles , fi on y
joignoit l'application des fubftances graffes
& onctueufes, en forte que l'on doit regarder comme un point effentiel dans la
pratique , de ne point panfer les plaies
de la face avec les digeftifs, mais feulement avec des remèdes vulnéraires & légèrement déterfifs.

La première obfervation de M. Cannac

confirme cette doctrine, & en établit avec raifon les avantages.

Un foldat du régiment de Diefbach, fuiffe, reçut au fiége de Mons, fur les finus fourciliers, au-deffus de la racine du nez, un coup de fufil qui fracaffa la partie antérieure de ces cavités, la partie fupérieure des os du nez, & même une portion de l'orbite du côté droit à l'endroit du grand angle. Le bleffé tomba du coup, vomit peu de temps après, perdit connoiffance, & faigna du nez. M. Poneyés ayant fait une incifion cruciale, & ayant débridé le péricrâne, enleva fans beaucoup de peine la portion d'os qui forme la paroi antérieure des finus fourciliers, & il ne laiffa que les os qui forment la partie fupérieure du nez, & la portion de l'orbite qui étoit chancelante, la partie poftérieure des finus n'étoit pas fracturée. La plaie fut d'abord panfée à fec ; le délire étant furvenu accompagné d'affoupiffement, le malade fut faigné huit fois du pied, & les accidens ceffèrent. Les panfemens furent faits avec le baume de fioraventi & des plumaceaux légérement enduits de baume d'Arcéus. Les portions d'os branlantes fe raffermirent, & la cure fut achevée dans l'efpace de deux mois & demi.

Un officier fut frappé au siége de Maftricht par un éclat d'une petite bombe,
qui, tombant presque perpendiculairement, fractura la voûte du nez, particulièrement du côté droit. Après une légère
dilatation, on tira les fragmens d'os, ce
qui fit une ouverture pénétrante dans la
narine. Ce blessé que je traitois sous les
yeux de M. Andouillé, fut pansé simplement, & la guérison se termina dans un
espace de temps assez court. La premiere
de ces observations présente les mêmes
accidens que ceux de la commotion après
les plaies de tête, & elles confirment en
même temps toutes deux les avantages
de la simplicité des pansemens en pareils
cas.

Un soldat hongrois reçut un coup de
feu à la partie supérieure de la joue gauche, la balle ayant passé entre l'arcade
zigomatique & la partie supérieure des
dents molaires, traversa l'os maxillaire,
l'os du palais, & s'arrêta du côté opposé,
(un peu plus bas que son entrée) sous le
muscle masseter. La balle fut tirée par
le moyen d'une incision, & après avoir
dilaté l'entrée de la plaie, on tira des
fragmens d'os engagés dans les chairs.
Deux saignées du bras & huit du pied,
avec un régime exact, dissipèrent la fièvre

& un affoupiffement qui faifoit craindre pour la vie du bleffé.

M. Planque qui vit ce malade le troifième jour de fa bleffure, fut témoin des accidens qui accompagnoient cette plaie. Il fortit plufieurs efquilles de la partie poftérieure des os du palais & du nez, du fang mêlé de pus, des efcarres & des fragmens d'os. Un mêlange d'eau d'orge, de miel rofat & d'eau vulnéraire, tiré par le nez, qui entraînoit par la bouche beaucoup de pus, des efcarres & des fragmens d'os, fut le principal topique dont on fit ufage ; & cette grande maladie fut heureufement terminée en quarante-fix jours.

Un foldat du régiment de Champagne fut bleffé au fiege de Namur, par un coup de fufil à la partie fupérieure de la fymphife du menton. La balle après avoir déchiré la lévre inférieure, & brifé la mâchoire & les dents, fortit près l'angle de la mâchoire du côté gauche. Il y avoit encore trois dents molaires adhérentes à une partie de leurs alvéoles. Après avoir tiré les principales pièces d'os, & dilaté la fortie de la balle, M. Poneyés rapprocha les lambeaux de la levre inférieure, réduifit les pièces d'os, les maintint par une double mentonnière, & employa les

faignées

saignées &, les moyens convenables pour prévenir la fiè r: & les autres accidens. Après la chûte des escarres, il procura la réunion de la levre par le moyen de quelques points de suture, à laquelle il réussit très-bien, ayant eu soin de mettre entre la levre & les gencives une petite plaque de plomb, qui fournissoit un point d'appui à ces deux parties. Il fit l'extraction de plusieurs esquilles, la salive mêlée avec la suppuration, détergea peu-à peu cette plaie, qui, pansée fort simplement, & à l'extérieur seulement, fut guérie au bout d'un mois & demi. Les dents ne se sont point affermies par le défaut des alvéoles, & la mâchoire a été réunie, avec cette différence seulement qu'elle étoit un peu plus basse du côté gauche que du côté droit.

On peut conclure de ces faits, que les plaies de la face se guérissent aisément, lorsqu'elles ne sont pas compliquées de la commotion du cerveau, quoiqu'elles soient accompagnées de fracas. La nature semble y fournir des ressources particulières, & favorise les moindres secours que l'art lui procure. J'ai déjà observé que les remèdes gras conviennent peu à ces sortes de plaies, sur-tout si elles pénétrent dans l'intérieur de la bouche. Ce point mérite d'autant plus d'attention, que si on emploie les suppurans, il arrive une fonte dans la partie, qui peut être suivie d'une fistule. On est beaucoup plus sûr d'éviter cet inconvénient, en réunissant ces sortes de plaies le plus promptement qu'il est possible, en les pansant avec de légers détersifs ou les sarcotiques, & en y joignant l'usage des gargarismes.

La variété des coups de feu présente des cas dans lesquels on ne doit pas tenter la dilatation des plaies; ce qui doit être observé lorsque les balles passent dans l'épaisseur des parties de la face & des joues, sans pénétrer dans l'intérieur de la bouche, ou des autres cavités, & sans intéresser aucune partie. Alors le séton devient très-utile, facilite la suppuration & l'issue des escarres, & procure, si on a soin de le supprimer à temps, une très-prompte guérison.

Un capitaine du régiment de Picardie fut blessé à la bataille de Parme, par une balle, qui, ayant son entrée à un pouce de la commissure des levres du côté gauche, glissa sur le muscle buccinateur, passa sous le masseter, & sortit à côté de la mâchoire inférieure du même côté. M. Rey fit d'abord les dilatations convenables; mais, comme malgré les saignées

& autres précautions, il survint un gon-flement douloureux & confidérable dans toute l'étendue de la joue, il crut devoir passer une mêche dans le trajet de la plaie, dont elle facilita la suppuration & procura une prompte guérison. Il n'étoit pas possible de dilater cette plaie dans tout son trajet, ou si on l'eut fait, ce n'auroit pas été sans danger. La mêche y a heureusement suppléé, & a fait éviter dans ce cas une opération aussi délicate que dangereuse.

On nous saura gré de retracer ici une observation récente sur un coup de feu dans la bouche, par M. Default.

Le 18 décembre 1789, à onze heures & demie du soir, M. Default fut appelé, rue du Coqheron, pour un jeune homme qui s'étoit tiré un coup de piftolet dans la bouche ; il s'étoit paffé à peine une heure depuis cet accident, & il y avoit déjà un gonflement confidérable à la face ; l'intérieur de la bouche étoit noirci par la fumée & les grains de poudre, la moitié droite de la langue étoit déchirée par lam-beaux & brûlée. Il y avoit une fracture dans le corps de la mâchoire inférieure, entre la dent canine, & la premiere mo-laire du côté droit. Le fragment droit étoit placé derrière le gauche, sur lequel il

chevauchoit de plus de fix lignes; toutes
les dents d'ailleurs, ainfi que les arcades
dentaires & alvéolaires fupérieures étoient
dans la plus parfaite intégrité, mais on
voyoit à la voûte du palais, vers fa partie poftérieure & droite, un trou affez
grand pour y placer aifément le pouce,
avec une déchirure au voile du palais.

Un tel défordre annonçoit déjà la bleffure la plus grave, mais on avoit de plus
à craindre que les balles, après avoir traverfé les foffes nafales, n'euffent pénétré
dans le crâne & ne fe fuffent perdues
dans le cerveau. Pour s'affurer de l'étendue du mal, M. Default porta une fonde
de femme par l'ouverture de la voûte du
palais, & l'introduifit le plus loin poffible, & dans toutes fortes de directions,
fans découvrir aucune communication dans
le crâne, & fans fentir aucune des trois
balles dont le bleffé annonçoit que le piftolet avoit été chargé & qu'il témoignoit
par fes fignes n'avoir point avalées.

Il étoit urgent d'arrêter le fang qui
couloit en abondance par le nez & par
le trou de la voûte du palais. Dans cette
vue, on introduifit par la narine droite,
dans l'arrière bouche, un ftylet d'argent
flexible, on en ramena l'extrêmité en devant, & on la fit fortir par la bouche

à l'aide du doigt. On éprouva quelque difficulté à caufe du gonflement confidérable de cette partie, ce qui n'arrive pas ordinairement. A l'extrêmité de ce ftylet furent fixés les bouts de deux rubans de fil ciré, au milieu defquels on avoit lié un bourdonnet de charpie affez gros pour remplir la partie du pharinx qui répond aux arrière-narines. En retirant le ftylet & le fil par le nez, on entraîna ce bourdonnet ; on le conduifit avec le doigt dans l'arrière-bouche, & on l'appliqua contre l'ouverture poftérieure des foffes nafales ; enfuite écartant les deux rubans de fil qui fortoient par le nez, & portant l'un contre la cloifon, & l'autre du côté oppofé, on remplit la narine de petits bourdonnets de charpie furmontés d'un dernier plus gros que les autres, fur lequel on noua les deux bouts des rubans. Quant à ceux qui, reftés dans la bouche, étoient deftinés à retirer le bourdonnet placé dans le gofier, on les fixa convenablement fur la joue.

Après avoir ainfi arrêté le fang, on effaya de ramener au niveau les deux fragmens de la mâchoire inférieure ; mais le gonflement des parties molles rendit cette tentative infructueufe, & on fe borna à l'application de compreffes trempées

dans l'eau végéto - minérale, & à un gar-
garifine d'eau de guimauve. Le lendemain,
ce gonflement étoit augmenté & la déglutition impoffible. M. Default retira les
bourdonnets, & introduifit par la narine
gauche une groffe fonde de gomme élaf-
tique garnie de fon ftylet courbé comme
le font les algalies. Il l'enfonça jufque dans
la partie moyenne & poftérieure du pharinx, puis il retira le ftylet d'une main,
tandis que de l'autre il foutenoit & fixoit
la fonde, qu'il pouffa enfuite plus avant,
afin de l'engager dans l'œfophage : mais
au lieu de fuivre cette route, la fonde
entra dans le larinx, ce dont on fut averti
par une efpèce de gargouillement & par
l'agitation de la flamme d'une chandelle
préfentée à fon ouverture (épreuve fûre
pour reconnoître cette déviation facile &
fréquente). Parvenue enfin dans l'œfophage, elle fut fixée à l'extérieur par
plufieurs nœuds circulaires dont les bouts
furent attachés par des épingles au bonnet du malade. M. Default y pouffa auffi-
tôt, avec une feringue, environ quatre
onces de tifanne de chiendent édulcorée
avec le fyrop de limons, manière dont
le malade fut nourri pendant le cours du
traitement, tant avec cette tifanne qu'avec
du bouillon.

Le septième jour, des escarres s'étant détachées de diverses parties de la bouche, à la faveur des gargarismes détersifs, le gonflement parut un peu diminué. Cependant il n'en fut pas moins impossible de réduire la fracture de la mâchoire. Vers le vingtième, la sonde n'étant plus jugée nécessaire, on la retira. Mais le désordre de la bouche empêcha encore le blessé d'avaler; il pria lui-même qu'on la remît, & il la garda jusqu'au trentième où il commença à prendre, quoique très-difficilement, des alimens liquides, & à prononcer quelques mots. La fracture de la mâchoire se guérit d'elle-même. Le trou de la voûte du palais ne fut bientôt plus qu'une légère fente; enfin, en deux mois, ce jeune infortuné dut aux grands talens de M. Desault, la guérison d'une blessure des plus terribles, & dont il ne lui reste que de légères infirmités.

§. I I I.

Des plaies d'armes à feu à la poitrine.

Quoique la poitrine contienne les principaux organes de la circulation & de la respiration, les plaies d'armes à feu qui la pénétrent, ou qui la percent de part en part, ne sont cependant pas toujours mortelles: ce qui doit même paroître surprenant, c'est que ces sortes de plaies se guérissent souvent sans être accompagnées de presque aucun accident. Il n'en est pas de même dans tous les cas; il y en a dans lesquels le succès est, pour ainsi dire, impossible selon les loix naturelles, & cela arrive lorsque les vaisseaux principaux du poumon, ou la substance du cœur & les gros vaisseaux ont été blessés. Pour lors, la maladie est désespérée, & la mort la termine promptement.

La pratique fournit différentes observations qui prouvent que les plaies qui percent la poitrine de part en part, guérissent quelquefois aisément. Entre plusieurs que je pourrois citer, il me suffira de dire qu'un cavalier fut blessé à la bataille de Fontenoy, par un coup de feu à la poitrine, dont l'entrée étoit entre la quatrième & cinquième des vraies côtes du côté droit, & la sortie à la base de l'omoplate du même côté; après les dilatations & l'issue de quelques fragmens d'os, il fut guéri en vingt-neuf jours sans aucun accident. Il y a tout lieu de croire que la substance même du poumon avoit été blessée; cependant la guérison a été prompte, les parties principales de cet organe n'ayant pas été léfées. La bleffure dont M. Percy vient de guérir M. de Bonneval, officier de fon régiment, étoit, fans doute, de cette nature. Nous regrettons de ne point connoître les détails d'une cure qui a fait tant de bruit. Tout ce que nous avons pu apprendre, c'eft que M. Bonneval avoit reçu en même tems fept coups de fufil, dont un entroit dans la poitrine par l'intervalle de la troifième & de la quatrième des vraies côtes, à gauche, & en fortoit fous l'angle de l'omoplate, du même côté. Les balles ont été extraites de diverfes parties, entr'autres de l'aiffelle gauche, près les gros vaiffeaux, & le bleffé, feulement âgé de vingt-deux ans, jouit aujourd'hui de la meilleure fanté. La croix de S. Louis & l'emploi de capitaine dans la nouvelle garde à cheval du roi, ont été le prix de fa belle action & de fon rare courage.

On convient affez unanimement que les plaies pénétrantes dans l'intérieur de la poitrine avec léfion du poumon, ne doivent point être traitées avec les injections ; mais cette règle, quoiqu'établie & fondée fur l'irritation qu'en fouffriroit cet organe, doit avoir des exceptions. Les plaies d'armes à feu fourniffent des cas particuliers, où elles femblent néceffaires &

même indiquées ; par exemple, s'il y avoit
quelques indices de pourriture dans ces
parties , les injections pourroient être em-
ployées utilement pour procurer la féparation des efcarres, & aider, par ce moyen,
l'ouvrage de la nature. Il n'en feroit pas
de même après la chûte des efcarres ; les
injections deviendroient nuifibles, irrite-
roient le poumon, & paffant en partie
par les bronches, cauferoient une toux
dangereufe. Elles ne conviennent donc
que dans les premiers tems , & encore
elles exigent des précautions. Le cas propofé dans l'obfervation de M. Gérard ,
femble prouver qu'elles peuvent être em-
ployées fans danger ; mais il eft effentiel
de remarquer que ce n'eft que dans le
premier tems , & qu'alors il les faut très-
peu animées : il faut même avoir foin de
les diminuer & de les adoucir , quand
la fuppuration s'établit , & que les efcarres commencent à fe détacher, & les
fupprimer dès que la fuppuration eft parfaite , fur-tout lorfque les matières s'é-
coulent aifément au-dehors. Cette remarque peut fervir à prouver combien on
peut dans certains cas s'éloigner de la
pratique ordinaire , fans déroger aux principes reçus.

Les plaies qui fans bleffer les parties

intérieures de la poitrine, ont borné leur ravage aux parties contenantes, ne font pas exemptes d'accidens. Outre la déperdition de fubftances qu'elles caufent, elles peuvent être accompagnées de fracas aux côtes, ou du déchirement de l'artère intercoftale. Il peut même arriver que les fragmens des côtes & autres corps étrangers les rendent très-fâcheufes & produifent des fymptômes funeftes, que l'on tenteroit en vain de diffiper par les remèdes généraux, fi, ne cherchant point la caufe, on l'attaquoit, & fi on ne procuroit par les opérations convenables l'iffue de ces corps.

Un capitaine de grenadiers, âgé d'environ quarante ans, reçut au fiege de Barcelone un coup d'arme à feu traverfant la poitrine. Je n'eus pas de peine, dit M. Gérard, à connoître que l'arme étoit chargée à balle, ayant trouvé trois plaies rondes du côté gauche, & deux du côté droit. La première du côté gauche étoit placée à la partie moyenne & latérale de l'efpace entre la quatrième & la cinquième des vraies côtes comptant de haut en bas, & avoit fon iffue à-peuprès au même endroit du côté oppofé. La feconde fituée au-deffous, entre la fixième & la feptième des vraies côtes, avoit sa sortie à-peu-près au même endroit de l'autre côté. La troisième enfin étoit entre la première & la deuxième des fausses côtes, & n'avoit point d'issue. Les côtes n'étoient point endommagées.

Ma première attention fut de changer la figure de ces plaies par des incisions convenables. Je les pansois simplement avec une tente de linge, platte, mollette, assez courte pour ne pas blesser le poumon, & enduite d'un digestif simple. J'appliquai ensuite l'appareil, & je soutins le tout avec le bandage de corps.

Pendant ces différentes opérations, le blessé ne parla point ; le grincement des dents qu'il faisoit à chaque coup de bistouri faisoit seulement appercevoir qu'il étoit sensible aux douleurs, & malgré cela il ne revint point de l'espèce de léthargie dans laquelle il étoit.

Une heure après je le trouvai dans le même état, c'est-à-dire, sans parole & sans mouvement ; je résolus de le saigner pour diminuer la difficulté de la respiration. Je n'eus pas plutôt tiré environ douze onces de sang, que le malade se réveilla après plusieurs bâillemens, revint à lui-même, ouvrit les yeux, & recouvra la raison qu'il a toujours conservée depuis. Cette opération fut réitérée de manière que dans l'espace de quatre jours il fut saigné douze fois. On lui prescrivit d'ailleurs un régime & les remèdes convenables.

MM. Martinon, Dionis & Duvernay virent peu de jours après ce blessé. La suppuration étant rétablie, j'employai des injections déterfives.

Le onzième jour de la blessure, les escarres étant sur le point de se séparer tant intérieurement qu'extérieurement, le malade cracha beaucoup de sang, ce qui me fit avoir encore recours aux saignées qui furent pratiquées au nombre de sept en trois jours. Le treizième, le crachement de sang parut se dissiper, les crachats n'étoient que très-peu teints, & la difficulté de respirer étoit beaucoup diminuée.

Le dix-huitième jour, j'apperçus à l'entrée de la plaie une escarre qui paroissoit détachée. Je portai alors mon doigt dans la poitrine, je la tirai, & l'ayant mise dans l'eau, je trouvai que c'étoit des portions de membranes.

Pendant les dix jours suivans, je tirai de l'un & l'autre côté presque à chaque pansement, de pareilles escarres membraneuses, & comme vésiculaires; ce qui me donna lieu de croire que toute la partie inférieure des lobes du poumon avoit été frappée & avoit fourni ces escarres. Pendant que la nature opéroit leur séparation, les matières étoient très-fétides, abondantes, & sortoient en grande quantité de l'un & de l'autre côté.

Après la parfaite séparation des escarres, le pus devint louable, & peu-à-peu diminua en quantité. Comme les plaies supérieures étoient presque consolidées, je crus le malade guéri, à une fistule près qui resteroit à chacun des côtés.

Mais le quarante-deuxieme jour, l'état du blessé changea; il n'avoit point dormi, & se plaignoit d'une douleur à la partie latérale inférieure & postérieure du côté droit de la poitrine, environ vers la deuxième & la troisième des fausses côtes. La partie étoit gonflée & enflammée, j'y mis un cataplasme maturatif; la tumeur étant suppurée, je l'ouvris, il en sortit environ une pinte de matière très-noire & fétide. Je soupçonnai alors que cette matière venoit de plus loin, & ayant porté mon doigt dans la plaie que je venois de faire, je pénétrai dans une cavité que je crus être le bas-ventre; cependant je sentis le péritoine, & portant mon doigt vers le haut, je touchai le diaphragme qui me parut fenfiblement ouvert.

En retirant mon doigt je touchai la balle qui n'avoit point eu d'iffue, elle étoit placée entre le péritoine & le mufcle tranfverfe, d'où je la tirai avec facilité.

Je portai une feconde fois mon doigt dans cet endroit pour m'affurer s'il n'y avoit pas d'autres corps étrangers: je le dirigeai du côté du diaphragme, & par fon moyen je portai une fonde juf-que dans la plaie de la poitrine qui étoit au-deffus.

Alors n'ayant aucune indication parti-culière à remplir, je panfai très-fimple-ment les plaies fupérieures, qui furent promptement guéries. La dernière fe dé-tergea peu-à-peu, & fut guérie radicale-ment en peu de temps fans que le bleffé reffentît aucun mal. La cure de cette grande bleffure fut terminée en foixante-onze jours.

§. I V.

Des plaies d'armes à feu au bas-ventre.

En confidérant les plaies d'armes à feu au bas-ventre, l'on peut dire que la mol-leffe des parties qui en forment les parois, excepté celles qui font poftérieures, femble défendre moins puiſſamment celles qu'elles renferment ; & la délicateſſe de celles-ci, ainſi que leur uſage eſſentiel pour remplir les fonctions naturelles, ſembleroient annoncer que chacune de ces plaies eſt abſolument mortelle. Elles ſont à la vérité dangereuſes, & elles ont leurs inconvéniens ; mais la nature, dans ces cas très-féconde en reſſources, s'épuiſe, pour ainſi dire, pour ſeconder l'art, & produit en ce genre des cures que l'on auroit à peine oſé eſpérer.

Les plaies d'armes à feu qui n'intéreſſent que les parties contenantes & molles du bas-ventre, ne préſentent point toujours des indications particulières ; il y a cependant des cas dans leſquels elles exigent beaucoup d'attention à raiſon de leur ſituation, & des parties offenſées.

En effet, quelle différence ne doit pas faire un praticien d'une plaie qui n'intéreſſe que les parties charnues, d'avec celle qui intéreſſe les parties tendineuſes & aponévrotiques ? Celle-ci exige des dilatations plus étendues, & un traitement plus circonſpect que les autres ; & ſi on manque à ces précautions, on voit paroître des accidens qui ſont la ſuite d'un étranglement que l'on n'a pas eu aſſez d'attention à prévenir, & qui pourroient en impoſer à des gens peu attentifs pour des suites de la lésion des parties intérieures. Les contusions des parois du bas-ventre ne sont souvent pas moins dangereuses que les plaies, & leur effet, qui s'étend quelquefois jusqu'aux parties intérieures, est d'autant plus à craindre, qu'il les jette dans un état d'affaissement, duquel les remèdes ne peuvent les tirer; d'où suivent leur dilacération, la gangrène & la mort.

Les plaies du bas-ventre, quoique non-pénétrantes, sont très-dangereuses quand elles sont compliquées du fracas des vertèbres, ce que l'on peut dire en général de toute l'épine; & si ce fracas est considérable, elles produisent bientôt la mort. La substance spongieuse du corps des vertèbres, la multiplicité de leurs apophises & des ligamens qui attachent ces os, le grand nombre des tendons que fournissent les petits muscles qui recouvrent l'épine, les aponévroses qui s'attachent aux épines des vertèbres, font assez sentir le danger de ces sortes de plaies; mais malgré ces raisons on ne doit pas toujours les regarder comme nécessairement mortelles, on peut combattre les accidens qui en résulteroient, en débridant ces parties si susceptibles d'irritation, en en ôtant les corps étrangers, & en appliquant des topiques relâchans. Un succès heureux a souvent suivi cette pratique.

Un soldat Irlandois, du régiment de Dilon, reçut à la bataille de Fontenoy un coup de feu, dont la balle, après avoir cassé l'apophise épineuse de la troisième vertèbre des lombes, resta enchassée dans le corps de cette vertèbre un peu latéralement. Le blessé tomba du coup, & devint paralytique des extrêmités inférieures, & de la vessie. M. Géraud dilata cette plaie en haut & en bas, & par ce moyen il tira quelques esquilles de l'apophise épineuse de la vertèbre. L'extraction de la balle qui étoit logée dans son corps, étant d'abord impossible, la plaie fut pansée simplement. Malgré cinq saignées & les dilatations, il survint une inflammation considérable que les cataplasmes émolliens terminèrent par une abondante suppuration. Il tira encore quelques fragmens d'os; & la balle, qui avoit auparavant résisté à l'action du tire-fond, fut ébranlée & tirée par son moyen. Après cette opération, la paralysie des extrêmités inférieures disparut peu-à-peu, & la maladie fut heureusement terminée.

Le fracas des vertèbres ne détermine pas pour l'ordinaire le danger de ces sortes de blessures; celles qui sont sans aucune

fracture des vertèbres, ou du moins prefque aucune, font fouvent plus dangereufes que celles dans lefquelles il y a
un grand dérangement des parties folides.

Il n'eft pas difficile de fentir la raifon
de ces différens événemens; la moëlle de
l'épine continue avec la moëlle allongée,
le cerveau & le cervelet, ne peut, à la
vérité, être bleffée fans caufer des accidens
mortels; mais il arrive fouvent, fur-tout
quand il y a fracas aux vertèbres, que
la moëlle renfermée dans le canal de
l'épine n'a fouffert aucun dérangement;
parce qu'alors plus le dérangement eft
confidérable dans les parties dures, moins
la commotion eft grande, par conféquent
la guérifon plus facile, ou la mort moins
prochaine; au lieu que dans l'autre cas,
les vertèbres ayant réfifté, il arrive une
commotion dont l'effet communiqué à
toute la machine en produit promptement
la deftruction. Une obfervation communiquée à l'académie par M. Jaladon, chirurgien en chef de l'hôtel-dieu de Cler-
mont en Auvergne, prouve qu'un bleffé
a pu furvivre pendant dix-neuf jours à la
fracture des fix dernières vertèbres du col,
accompagnée de la rupture des ligamens,
& à la luxation imparfaite de la première
vertèbre avec la feconde, quoique à caufe

de ce dernier accident il y·eût paralyſie de toutes les parties qui étoient au-deſſous. C'eſt à raiſon du défaut de commotion, que l'on peut concevoir comment ce bleſſé a ſurvécu auſſi long temps à un ſi fâcheux accident, elle a été d'autant moindre que les fractures étoient plus multipliées, & que la luxation étoit incomplette; ce qui a fait que ce malade a pu ſurvivre à ce fracas au moins pendant quelque temps, tandis que d'autres meurent ſubitement après une ſimple chûte ſur ces parties, ou une luxation. Le fracas des vertèbres eſt en général moins fâcheux que la commotion de la moëlle épinière, il guérit plus aiſément lorſque les apophyſes des vertèbres ſont bleſſées, que lorſque leur corps eſt intéreſſé; ce qui dépend, dans ce dernier cas, de la difficulté que les pièces fracturées ont à ſortir, & en même temps de l'infiltration purulente qui peut ſe former intérieurement, & cauſer des accidens redoutables, même la mort.

Un officier du régiment de Picardie fut bleſſé à la bataille de Parme par une groſſe balle dont l'entrée étoit à deux travers de doigt au·deſſus de l'ombilic, du côté gauche, ſans ſortie. M. Rey, penſant que la balle étoit perdue dans le ventre, dilata seulement la plaie. Le blessé se plaignit le lendemain de quelques envies de vomir, le ventre devint tendu, ce qui le détermina à multiplier les saignées & à faire usage des fomentations émollientes & des lavemens. Ces précautions n'empêchèrent pas les progrès du gonflement du ventre; la fièvre qui augmentoit, ne cèda point à de nouvelles saignées, ni à un régime très austère, la plaie devint pâle, la suppuration fut médiocre, & le malade qui ne pouvoit se tenir sur son séant, mourut au bout de six semaines. L'ouverture du cadavre fit découvrir une fracture à deux des vertèbres des lombes, dans la substance desquelles la balle étoit enclavée; le muscle psoas qui avoit été percé par la balle, étoit détruit, ainsi que le muscle iliaque, par la suppuration. Les intestins étoient enflammés, & les graisses qui entourent l'intestin rectum étoient attaquées de pourriture. La difficulté qu'éprouvoit le blessé de mouvoir les lombes & de se tenir sur son séant, paroissoit dépendre de la fracture des vertèbres, & de la lésion du muscle psoas.

Les plaies d'armes à feu qui pénétrent dans l'intérieur du bas-ventre, sont avec raison regardées comme mortelles, si elles intéreſſent gravement quelques-uns des principaux viſcères contenus dans cette capacité. On ne doit cependant jamais en déſeſpérer, ni les abandonner entièrement, & quoiqu'elles ſoient ſuſceptibles de beaucoup d'accidens, on les voit ſe terminer quelquefois heureuſement. Les balles qui pénètrent intérieurement, ſont quelquefois pouſſées avec aſſez de force pour détruire le tiſſu des parties ; d'autres fois ces parties molles & ſouples cédent à leur force, & ne ſont que ſimplement contuſes. Les premières léſions ſe font aſſez connoître par la nature des excrétions, & par différens accidens particuliers ; les autres beaucoup plus lentes à manifeſter leur caractère, n'ont d'abord preſque aucuns ſymptômes fâcheux, ſemblent promettre une guériſon prochaine, & ſont accompagnées d'un calme qui eſt bientôt interrompu par de nouveaux accidens qui ſurviennent à la chûte des eſcarres.

Un capitaine du régiment de Picardie fut bleſſé à la bataille de Parme par une balle, qui traverſant de haut en bas les cartilages des fauſſes côtes, du côté gauche, ſortit vers la dernière des fauſſes côtes poſtérieurement. Dans ſon trajet elle meurtrit l'inteſtin colon. Le ventre devint

fort tendu , & le malade eut des envies
de vomir. Les accidens parurent se calmer, & la guérison sembloit être prochaine. Vingt jours étant passés dans cet
état, le blessé sentit pendant la nuit à la
plaie de la dernière des fausses côtes un
gargouillement semblable à des vents. M.
Rey examina la plaie , & la trouva remplie d'excrémens liquides. La portion du
colon contuse, étant séparée, avoit donné
issue à ces matières. La plaie fut dilatée
pour faciliter la sortie des excrémens , les
accidens disparurent , & la guérison fut
parfaite au bout de six semaines.

Un soldat Suisse reçut à la bataille de
Fontenoy un coup de feu dans l'hypocon-
dre gauche. La balle , dont l'entrée étoit
à quatre travers de doigt de la ligne blanche , & la sortie à pareille distance de
l'épine , avoit percé l'arc du colon. Les
matières stercorales sortoient par l'une &
l'autre plaie. M. Geraud fit des dilatations pour faciliter leur issue , pansa simplement , & remédia aux accidens. L'intestin ayant contracté des adhérences aux
parties voisines, la plaie se cicatrisa en
trente-cinq jours , & les matières reprirent leur cours ordinaire.

Dans ce dernier cas, les accidens ne
laissent aucun lieu de douter de la con-

duite que l'on doit tenir, & la nature
fuivant la même route que dans la gangrène des inteſtins, produit une guériſon
parfaite, ou y ſupplée par un anus arti-
ficiel. La feule obſervation à faire, c'eſt
que, pour éviter les accidens que pourroit
produire la préſence des matières, on doit
panſer ſouvent. Les différens cas exigent
une conduite différente, & un chirurgien
exact ſaura la varier.

Un ſoldat Hollandois reçut à la bataille
de Raucoux un coup de fuſil dont la balle
entra au côté droit du ventre dans l'eſpace
moyen entre l'ombilic & l'épine antérieure
& ſupérieure de l'os des îles, & ſortit poſtérieurement au milieu de la partie ſupérieure de cet os qui ſe trouva percé. Ce
bleſſé, qui avoit paſſé la nuit ſur le champ
de bataille, étant dans un érat preſque
déſeſpéré, M. Poneyés panſa ſimplement
chaque plaie avec un plumaceau, & fit
des embrocations ſur le ventre. Le bleſſé
étant ranimé le lendemain, & ayant ſenti
une douleur vive à la plaie antérieure,
& une violente colique, on lui fit prendre
quatre onces d'huile d'amandes douces.
Peu après le ventre devint légèrement
tendu, la fièvre s'alluma, & l'huile ſortit
par la plaie, ayant l'odeur des matières
fécales. M. Poneyés ne doutant pas alors

de

de l'ouverture de quelque inteſtin, ſe détermina à dilater la plaie antérieure, dé-
brida le péritoine, & deux jours après, il
apperçut au-dehors des portions d'épiploon & d'inteſtin; ce dernier étant ouvert, il eut ſoin de ne pas le réintroduire
dans le ventre, pour éviter un épanchement d'huile & de matière fécale dans
cette capacité. Il employa pendant dix
jours un panſement régulier & fréquent;
après ce temps la portion d'épiploon qui
étoit au-dehors tomba en pourriture, la
plaie ſe rétrécit, l'inteſtin preſque rentré
de lui-même fournit un ſuintement léger
qui ceſſa peu de jours après, quelques
eſquilles ſortirent, & la guériſon fut parfaite. Cet exemple ſert encore à prouver
combien on peut eſpérer de la part de la
nature, en l'aidant néanmoins un peu,
pour la guériſon des hernies avec gangrène.

Les plaies d'armes à feu qui pénétrent
dans le baſſin doivent être regardées
comme d'autant plus fâcheuſes, qu'il renferme des parties dont l'uſage eſt eſſentiel
à la vie, & qui ne peuvent être bleſſées,
ſans cauſer pour l'ordinaire des accidens
mortels. Il arrive ſouvent que les balles,
ou autres corps étrangers pénétrent dans
cette cavité ſans intéreſſer les viſcères;
mais ces bleſſures ne ſont guère moins

dangereufes par l'inflammation du tiffu cellulaire qui eft bientôt communiquée à toute la capacité, par la fuppuration putride qui en eft la fuite, par les hémorragies qui peuvent arriver, par l'irritation & autres accidens que peut caufer la préfence des corps étrangers dans ces endroits. La difficulté que les matières fuppurées ont à fe porter au-dehors, augmente confidérablement le danger de ces plaies. Alors le mal ne fe borne pas dans le baffin hypogaftrique, il s'étend plus loin, & les parties voifines font bientôt affectées.

Les fractures des os des îles ne font pas dangereufes, la plus grande attention que l'on doit avoir, eft de ne point ménager les dilatations qui doivent être grandes & profondes, ces parties étant recouvertes de mufcles très-forts. Elles exigent des précautions par rapport aux vaiffeaux, & à l'hémorragie, mais dans ce cas un chirurgien attentif faura les éviter en variant le manuel de fes opérations fuivant ces circonftances épineufes. L'obfervation fuivante en fournit un exemple.

Un foldat du régiment de Penthièvre reçut une balle, qui, après avoir traverfé le centre de l'os des îles, fortit à un travers de doigt de l'épine antérieure & fupérieure du même os. Le malade eut bientôt une fièvre violente avec tension à toute la fesse & au ventre, accompagnée d'une difficulté de respirer considérable. M. Planque crut les dilatations d'autant plus convenables, qu'elles procureroient le dégorgement des vaisseaux; par leur moyen, il tira une portion de drap qui étoit restée dans le trajet de la balle, & passa un séton. Le sang qui sortit de cette plaie exhaloit une odeur gangreneuse: malgré les embrocations, un régime sévère & les saignées fréquemment répétées jusqu'au nombre de dix-huit, le ventre devint plus tendu & la fievre plus considérable. Le malade avoit des douleurs de reins, & n'avoit pas uriné depuis sa blessure. On remédia à cet inconvénient par le moyen de la sonde. Les accidens n'ont disparu que lorsque la suppuration a commencé à s'établir, les urines n'ont repris leur cours que le quinzième jour après l'usage d'une injection d'eau d'orge & de graine de lin dans la vessie. Le vingt-deuxième jour, la suppuration parut louable, & M. Planque fut obligé de faire une incision vers la partie inférieure, pour procurer l'issue de deux portions d'os. Peu de jours après survint une tension édémateuse qui s'étendoit depuis la partie inférieure de la cuisse jusqu'au pied, & qui fe diffipa par l'ufage des cataplafmes émolliens & réfolutifs. Cette grande plaie fut guérie après deux mois de traitement.

Si les plaies de la veffie faites par des inftrumens tranchans font avec raifon regardées comme dangereufes, à plus forte raifon celles qui font produites par des caufes contondantes, telles que les armes à feu. Quoique les anciens les aient regardées en général comme mortelles, on ne doit cependant pas les confidérer toujours comme telles, puifque fouvent on eft affez heureux pour pouvoir les guérir. Les plaies qui arrivent quand la veffie eft pleine, font d'autant moins fâcheufes que cette poche membraneufe une fois vuidée fe contracte fur elle-même, s'affaiffe, & par conféquent diminuant de volume, diminue la grandeur de la plaie. A la vérité dans ce cas, l'urine peut s'épancher dans le ventre, mais comme on eft obligé de dilater ces plaies, ce fluide fe porte au-dehors, & il ne produit alors aucune impreffion fâcheufe fur les parties. On peut même prévenir fon épanchement pendant le traitement en mettant une fonde dans la veffie. Cette précaution eft d'autant plus néceffaire, fur-tout dans les premiers temps, que toute la veffie étant irritée, son col & l'urètre participent à cette irritation, & dès-lors n'étant plus propres à remplir leurs fonctions, l'urine se porteroit du côté du ventre : il n'en est pas de même dans la suite, lorsque les parties relâchées se rétablissent, l'urine se porte au-dehors, & par ce moyen les plaies intérieures peuvent se consolider. Ce point mérite beaucoup d'attention dans toutes les plaies de la vessie, & dans tous les cas où l'urine éprouve quelque difficulté pour s'évacuer par les voies naturelles.

La vessie peut être percée de part en part, ou percée dans une de ses parties seulement, & dans ce dernier cas les corps étrangers peuvent y être retenus ou dans les parties voisines. Différentes observations font voir la conduite qu'il faut tenir dans ces cas. Mais si la vessie étoit blessée dans sa partie postérieure, si l'intestin rectum ou d'autres parties du ventre étoient intéressés, on seroit très-bien fondé à regarder comme dangereuse une blessure aussi compliquée; on doit néammoins employer les secours de l'art, & éprouver si la nature n'y sera pas favorable.

Un jeune homme reçut un coup de pistolet à bout touchant dans l'extrêmité des muscles droits, à l'endroit où ils s'attachent à l'os pubis. La ligne blanche &

la veſſie furent percées. M. Duvergé trouva une plaie exactement ronde, le ventre fort tendu, & une tumeur au périné. Les urines étoient retenues, les ſelles ſupprimées, la fievre très-vive, & il y avoit diſpoſition au délire. Le bleſſé n'avoit été ſaigné qu'une fois. Ce chirurgien dilata la plaie, autant que les parties le pouvoient permettre, la panſa avec un mélange d'huile de térébenthine & de ſuppuratif, & fit des embrocations ſur le ventre. Il trouva de la fluctuation à la tumeur du périné, & penſant que la veſſie percée du coup avoit permis à l'urine épanchée de former la tumeur, il en fit la ponction avec le troicart que M. Foubert emploie pour l'opération de la taille. Il en tira une très grande quantité d'urine ſanguinolente, & ſur la cannule du troicart, il inciſa juſqu'à la veſſie. ce qui procura l'iſſue de pluſieurs caillots de ſang, de la balle, d'un morceau de la chemiſe, & de l'urine fort épaiſſe. Le malade fut ſaigné neuf fois, il fut mis au régime, & les accidens ſe calmerent. Peu après les urines reprirent leur route naturelle, & la guériſon fut parfaite après un temps médiocre.

Un ſoldat fut bleſſé au ſiége de Charleroy par une balle qui entra au côté gauche de la partie inférieure du ventre immédiatement au-dessus de la crête de l'os des îles, & sortit à une distance assez éloignée, à peu près vers l'anneau du muscle oblique externe du côté droit. M. Poneyés n'ayant vu ce blessé que le quatrième jour, le trouva avec délire, fievre ardente, tension dans toute l'étendue du ventre, & l'appareil imbu d'urine. Les plaies avoient été dilatées, & permettoient l'issue de ce fluide. L'état du blessé paroissoit d'autant plus fâcheux, qu'il étoit convalescent d'une grande maladie. Le pansement fut fait avec une simple languette de linge, imbue de digestif; les accidens ne cédèrent point aux saignées & aux fomentations. M. Poneyés voyant que les urines ne sortoient point par la voie ordinaire, eut recours à la sonde, qui devint très-utile pour débarrasser la vessie des urines, & procurer l'issue de quelques petits caillots & de portions membraneuses. L'urine qui se portoit par regorgement du côté des plaies, sortit par cette voie, l'inflammation de la vessie diminua, & les plaies pansées simplement furent parfaitement guéries en six semaines.

Ces cures heureuses ne diminuent point la sévérité du prognostic des plaies de la vessie, & il y a lieu de croire que si l'urine eut été épanchée dans le ventre, & la veſſie bleſſée poſtérieurement, les accidens euſſent été plus graves, & peut-être abſolument mortels par l'irritation que l'urine auroit pu produire ſur les inteſtins, & autres parties contenues dans cette capacité. Nous rapporterons ici l'excellente obſervation de M. Andouillé, ſur une plaie d'arme à feu, pénétrante depuis la partie antérieure du pubis juſqu'à l'os ſacrum.

Un ſoldat fut bleſſé à la bataille de Raucou, par un coup de fuſil. La balle entra à la jonction du pubis avec l'os des îles, traverſa obliquement la partie inférieure du baſſin, & ſortit à l'extrêmité de l'os ſacrum.

Dans ce trajet la branche du pubis fut fracaſſée, le rectum fut percé de part en part, l'extrêmité de l'os ſacrum & une partie du coccix furent détruites. La veſſie qui eſt ſituée entre le rectum & le pubis ne fut point intéreſſée, ſans doute parce qu'elle étoit vuide, ou qu'elle contenoit très-peu d'urine.

Comme ce ſoldat étoit hanovrien, il reſta ſur le champ de bataille, & ne fut panſé que le lendemain de ſa bleſſure, lorſqu'on ramaſſa les bleſſés ennemis. On ſe contenta pour lors de lui appliquer un

premier appareil fort simple, on mit feulement fur fes plaies, de la charpie trempée
dans de l'eau-de-vie, & quelques compreffes foutenues par un bandage convenable.

Quoique la pratique indique de dilater les plaies d'armes à feu, celle-ci devoit être exceptée de la regle générale,
car la dilatation eft dangereufe aux plaies
pénétrantes dans la capacité du ventre,
& on doit les éviter, fi ce n'eft lorfqu'il
faut réduire les parties qui fe font échap-
pées & qui font étranglées, ou quand
les parties bleffées font aponévrotiques;
& les incifions que l'on fait alors, doivent toujours être ménagées avec beaucoup de prudence.

Le bleffé ne fut pas à portée de recevoir tous les fecours convenables, il fut
transféré à Bruxelles où étoit le dépôt
général; les circonftances ne permettent
pas toujours les premiers jours d'une bataille, de procurer aux bleffés tous les
foulagemens qui leur feroient néceffaires.

Cependant la nature s'étoit montrée
favorable à cette plaie, & fon ouvrage ne
fut pas interrompu, tout ce qui avoit été
contus & meurtri dans le trajet de la
balle, tomba en mortification, & la pourriture s'étendit fur tous les environs de
l'anus d'autant plus vîte que le tiffu cel-

lulaire qui eſt fort chargé de graiſſe dans cet endroit en eſt plus ſuſceptible, en ſorte qu'une partie du rectum, ſon ſpincter & tout l'extérieur de l'anus furent attaqués de gangrène.

Toutes ces parties gangrenées devoient ſe ſéparer par la ſuppuration, c'eſt ce qu'on appelle communément dans les plaies d'armes à feu la chûte de l'eſcarre, lorſque la nature travaille à ſéparer tout ce qui n'a plus de commerce avec elle : mais ce travail ne ſe fait pas ſans quelque violence dans l'économie animale; la fievre eſt preſque toujours le ſymptôme qui l'accompagne, & pendant ce temps, les plaies ne rendent qu'une ſéroſité putride, une diarrhée conſidérable ſe joignit à la fievre, & comme du côté de la plaie antérieure, le rectum étoit percé plus haut, une grande partie des matières fécales paſſoit par cette plaie.

Le malade n'eut que ces accidens, & l'on devroit en craindre beaucoup d'autres, tels que la tenſion & l'inflammation du ventre, ſur-tout de la veſſie, la rétention d'urine & le progrès de la gangrène laquelle heureuſement ſe borna : il pouvoit ſe rencontrer des vaiſſeaux conſidérables dans le trajet de la balle qui auroient fourni beaucoup de ſang à la chûte de l'escarre; il n'y eut point d'hémorragie. Ce fut dans cet état que je vis le blessé pour la première fois, le chirurgien-major de son régiment qui avoit été envoyé pour avoir soin des blessés ennemis, m'ayant prié de lui donner mon avis.

Nous convînmes que l'on devoit commencer par calmer la fievre & arrêter la diarrhée: pour cet effet le blessé fut saigné deux fois, & comme nous fûmes informés que le soldat dans son transport à Bruxelles, n'avoit rien épargné pour satisfaire son appétit, on avoit lieu de croire que la diarrhée étoit une suite de la mauvaise disposition de l'estomac & des intestins; c'est pourquoi je conseillai de vuider les premieres voies par l'hypecacuanha, & les secondes le lendemain par un minoratif.

La cause étant détruite, le ressort de l'estomac & des intestins se rétablit en peu de temps par les remèdes ordinaires, & quoique la fievre fût presqu'éteinte, je fis mettre le blessé à l'usage d'une teinture de quinquina avec les amers, ce qui en général produit des effets admirables dans les plaies, car il semble que le quinquina ait une vertu qui rende la suppuration meilleure, c'est pour ainsi dire un digestif intérieur, & j'ai appris de M. de la Martiniere, dans les campagnes que j'ai faites fous lui, en Bohême, à l'employer avec fuccès dans les plaies d'armes à feu, quoiqu'il n'y eût point de fievre.

Cette bleffure étoit affez grave & affez curieufe pour m'intéreffer; je continuai de voir le malade avec fon chirurgien-major, & je fus très-fatisfait de voir, vers le quinzième jour, toutes les efcarres détachées, une fuppuration louable, les efquilles fe préfenter, le coccix fe féparer & le bleffé dans la fituation la plus avantageufe que l'on put defirer par rapport à fon état.

Il ne fuffifoit pas d'avoir corrigé les accidens, la nature s'étoit prêtée autant qu'elle l'avoit pu, mais ce qui reftoit à faire dépendoit autant de l'art que d'elle. Or, il y avoit deux indications à remplir pour la cure de cette plaie. Premièrement, on avoit lieu de craindre du côté du pubis une fiftu'e par laquelle les matières ftercorales fe feroient écoulées. En fecond lieu, on devoit appréhender que le coccix & la plus grande partie du fpincter étant détruits, le malade n'eût pas la liberté de retenir ou expulfer les matières fécales à fon gré.

Je confeillai un moyen qui pouvoit remédier en même tems à ces deux accidens. J'imaginai de faire faire une cannule de plomb qui eût aſſez de longueur pour atteindre un pouce au-delà de l'ouverture du rectum qui communiquoit avec l'aîne, & aſſez de volume pour retenir l'inteſtin dilaté. J'avois obſervé de faire donner à cette cannule une courbure preſque inſenſible pour mieux s'accommoder à la concavité de l'os ſacrum. On introduiſit cette cannule dans l'aîne, enduite de digeſtif; elle rempliſſoit le vuide de l'inteſtin, & ne débordoit point la plaie pour laiſſer la facilité de la panſer; & comme la conſtipation avoit ſuccédé à la diarrhée, & qu'on avoit ſoin d'entretenir le malade dans cet état par un régime convenable, on n'étoit obligé de retirer la cannule que de loin en loin; on la laiſſa huit jours de ſuite pour la première fois. Quelques matières pouvoient s'échapper par l'ouverture, les plus ſolides étoient retenues, mais il ne paſſoit rien par la plaie antérieure.

Dès que la communication fut interrompue, cette plaie changea bientôt de face, elle ſe nettoya en peu de tems, la ſuppuration devint plus belle, l'exfoliation de l'os fut prompte, les chairs furent vermeilles & ſolides, en trouvant un plancher pour poſer les premiers fondemens d'une cicatrice, elles pouſsèrent de toute la circonférence; le rectum qui est très charnu en fournit sa bonne part, & il se fit une cicatrice ferme, en sorte que cette plaie a été guérie la première. Le progrès de celle de l'anus ne fut pas si rapide; le délabrement considérable exigeoit plus de temps pour la guérison. Le coccix étoit emporté, la plus grande partie du sphincter étoit détruite, il ne restoit que la portion qui se joint aux muscles accélérateurs; le muscle releveur de ce côté avoit été vraisemblablement endommagé dans le trajet de la balle; on devoit donc craindre que ce qui restoit du rectum n'eût pas le ressort nécessaire pour l'expulsion ou la rétention des excrémens.

Cette cannule, en servant de moule à l'intestin, a entretenu l'ouverture suffisante, & on l'a laissée encore quelque tems après que la plaie antérieure fut guérie; mais lorsque la cicatrice eut commencé à gagner les environs de l'anus, on substitua à la cannule une tente ordinaire jusqu'à la parfaite guérison. Par ce moyen, le rectum a été assez dilaté pour laisser passer librement les matières stercorales, & ses fibres charnues qui sont multipliées dans cet endroit, ont fait l'office de sphincter.

Le blessé a été parfaitement guéri dans

l'espace de deux mois & demi, jouissant de la liberté de retenir les matières stercorales, même fluides, & de les expulser suivant le besoin.

J'ai préféré dans la cure de cette maladie la cannule aux tentes ordinaires dont on se sert dans les fistules, pour les raisons suivantes.

Premièrement, la tente n'auroit pas eu assez de solidité pour faire un point d'appui.

Secondement, elle se feroit imbibée des matières fécales & purulentes, & l'on auroit été obligé de la changer à chaque pansement; ce qui ne peut se faire sans tirailler, allonger ou froncer l'intestin, & par conséquent déranger les premières traces que la nature avoit suivies pour la cohésion.

En troisième lieu, l'ouverture de la cannule permettoit aux matières liquides de s'échapper. Peut-être même la substance du plomb n'a-t-elle pas nui à la régénération des chairs.

Mais sur la fin de la guérison, la tente étoit nécessaire; la cannule auroit été préjudiciable alors, en tenant l'extrêmité de l'intestin trop dilatée, en faisant une pression sur les bords de la plaie qui seroient devenus calleux; c'est pourquoi l'on se servit d'une tente mousse très-courte &

très-molle, que l'on diminuoit à proportion que la cicatrice s'avançoit.

La cicatrice entièrement faite étoit
froncée comme l'anus dans son état naturel, elle avoit conservé de la souplesse,
condition très nécessaire pour l'expulsion
des excrémens; car l'on conçoit que la
cicatrice formoit avec les dernières fibres
du rectum, le bourlet qui ferme l'anus,
& retient les excrémens, & lorsque le
rectum se contractoit pour les jetter au-
dehors, ils devoient vaincre aisément cette
résistance pour passer; dans cet état l'extrêmité du rectum s'allonge, ensuite les
fibres longitudinales en se raccourcissant,
aidées des muscles releveurs, resserrent la
cicatrice, ce qui fait l'office du sphincter.

On peut tirer de cette observation des
conséquences dont on doit faire l'application à certaines fistules à l'anus, dans lesquelles on a été obligé de faire une grande
déperdition de substance par rapport à la
callosité; il résulte aussi de ce fait la preuve
d'une vérité reconnue par les meilleurs
praticiens, qui est que l'incontinence ou
la rétention des excrémens ne sont pas
toujours une suite de la section du sphincter intestinal.

Le chirurgien doit prévoir à tout dans
la cure d'une maladie; il en est qui ne

guériffent qu'aux dépens d'une autre qui furvient; c'eft au chirurgien à la prévenir. Quoique le bleffé fût parfaitement guéri, & que la cicatrice de la plaie antérieure fût folide, je fis porter au malade un bandage de ce côté, moins pour affermir la cicatrice, que pour éviter une defcente.

§. V.

Des plaies d'armes à feu aux extrêmités.

Quoique les plaies qui arrivent aux extrêmités du corps foient, toutes chofes égales, moins dangereufes que celles qui arrivent aux différentes capacités, elles ont cependant leurs dangers, & deviennent fouvent mortelles, fi on n'a pas foin de les traiter d'une façon méthodique, & de prévenir par-là des accidens qui cauferoient la ruine de tout le corps. Ces plaies font plus ou moins dangereufes à raifon des parties où elles arrivent; telle plaie qui feroit fimple vers le milieu d'un membre, eft très-fâcheufe lorfqu'elle eft arrivée à l'endroit de l'articulation. La texture fpongieufe des os dans leurs extrêmités, les aponévrofes qui les recouvrent, les gros vaiffeaux qui les avoifinent, les capfules ligamenteufes, les ligamens particuliers, les glandes fynoviales qui font dans l'intérieur des articulations, font affez fentir le danger de ces fortes de plaies, parce que ces parties fufceptibles d'irritation s'enflamment, font attaquées de fuppuration putride, d'où fuit la fonte des graiffes qui avoifinent l'articulation & en entretiennent la foupleffe; & fi le malade eft affez heureux pour guérir, la contraction des ligamens, la roideur du membre, la difficulté du mouvement, même l'ankilofe peuvent fuivre la guérifon.

Les plaies qui arrivent aux articulations ne fortent pas de la règle générale, lorfqu'elles n'en bleffent point l'intérieur, elles doivent être traitées comme les autres plaies d'armes à feu, & exigent feulement un peu plus d'attention, à raifon des accidens qui pourroient furvenir. Si elles intéreffent légèrement l'intérieur de l'articulation, après avoir débridé les parties, on applique des remèdes relâchans, & fouvent on obtient la guérifon, à cela près d'un peu de difficulté dans le mouvement. Les chofes ne fe paffent pas auffi paifiblement, lorfqu'il y a fracas dans l'articulation, rupture des ligamens, contufion aux extrêmités des os, deftruction des épiphifes; pour lors on a tout à craindre de la léfion de ces

parties, & les accidens qui commencent
fouvent avec beaucoup de violence, ne
préfentent d'autre parti à prendre que
l'amputation.

Je fais que quelques obfervateurs fourniffent des exemples de fracas aux articulations & aux extrêmités, guéris fans l'amputation; mais ces exemples féduifans
pour des perfonnes peu verfées dans la
pratique, peuvent-ils établir une règle
fûre & invariable? Non fans doute; les
praticiens éclairés feront toujours fur leurs
gardes en pareils cas, & tenant une conduite différente de ceux qui profcrivent
l'amputation, & de ceux qui la prodi-
guent fans néceffité, ils diftingueront les
cas où cette opération convient, & ceux
où elle ne convient pas. Il eft difficile
de donner des préceptes capables de re-
gler la conduite d'un jeune chirurgien en
pareil cas; il peut cependant diriger fes
vues & fe décider felon les accidens pré-
fens, & l'état du bleffé; par exemple,
fi un fracas à l'articulation arrive à un
fujet fort & vigoureux, fi les accidens
font violens, s'ils excitent des convulfions, des fpafmes qui fe tranfmettent à
toute la machine, s'ils fe préfentent ou
fe foutiennent malgré les incifions, l'extraction des corps étrangers, la dilata-

tion des parties aponévrotiques, il n'y a point de doute qu'alors l'amputation, qui semble l'unique ressource, ne soit un moyen incertain; d'où on doit conclure, en pareil cas, pour sa nécessité dans les premiers temps, & avant que les accidens paroissent. Il n'en est pas de même, si le sujet n'est pas vigoureux, & si les accidens semblent un peu céder aux premières opé ations, les parties moins susceptibles de tension & d'irritation ne produiront pas des accidens aussi graves, & donnent alors lieu d'espérer quelque succès.

M. Boucher dans ses mémoires sur l'abus de l'amputation après les plaies d'armes à feu, présente aux jeunes chirurgiens quelques règles capables de les assurer dans les cas épineux, & d'apprécier la conduite qu'il faut tenir dans les plaies compliquées, par rapport à l'amputation; mais malgré ces recherches, la chose paroît encore problématique, & l'on ne peut être assez sur ses gardes, pour éviter l'excès, ou de ne jamais amputer, ou d'amputer trop souvent; parce que si le succès de l'amputation n'est pas toujours heureux, celui des plaies compliquées ne l'est pas davantage, & que les blessés succombent souvent aux tentatives que l'on fait pour leur conserver un membre.

Pour guérir un fracas à une articulation, ou à une extrêmité, il faut que le blessé puisse garder le repos & avoir une situation avantageuse pour sa guérison. Or souvent on ne peut procurer ces avantages après les plaies d'armes à feu, parce qu'on est obligé de transporter les blessés d'un endroit à un autre, ce qui empêche d'obtenir une guérison qui dépend essentiellement du repos & de la situation, & rend les tentatives que l'on avoit faites, non-seulement inutiles, mais même défavantageuses. Ce motif seul doit souvent déterminer les chirurgiens d'armée à l'amputation, & elle est d'autant mieux indiquée que le délabrement des parties ne peut permettre que des espérances incertaines, & qu'en supposant même qu'on pût réussir, le transport des blessés après les batailles & pendant les siéges, y devient un obstacle insurmontable. Il faut observer que j'entends parler ici particulièrement des fracas aux articulations, & de ceux aux extrêmités, dans lesquels les os détruits ne laissent plus aucun point d'appui aux parties molles.

Le peu de succès des amputations est sans doute une raison qui prévient contre cette opération, mais ce motif n'est pas fondé; & il faut convenir que souvent le défaut du régime des blessés, leur constitution mauvaise ou viciée, l'air des hôpitaux contribuent à leur perte. D'ailleurs on doit établir des différences, selon les diverses espèces d'amputations: on sait que celles des membres considérables, tels que la cuisse ou le bras, surtout si on fait l'opération dans l'articulation de l'épaule, sont beaucoup plus fâcheuses que celles de la jambe, du bras & de l'avant bras, parce que dans le premier cas, la portion du corps que l'on retranche étant considérable, la nature ne peut résister que difficilement; il n'en est pas de même dans les autres cas.

Il faut cependant convenir qu'on ne doit pas toujours précipiter l'amputation dans les plaies compliquées, lorsqu'on peut procurer au malade le repos & la situation convenables; il faut dans ce cas tenter les incisions, mettre les parties à l'aise, tirer les fragmens d'os, ou autres corps étrangers, réduire la partie autant qu'il est possible, & tâcher de prévenir les accidens; pour lors, si on voit qu'ils aient disposition à se développer, il sera assez temps d'en venir à l'amputation, qui sera alors d'autant plus heu euse, que les parties auront été auparavant dégorgées. Ces précautions réussissent souvent & dispensent de l'opération.

Un capitaine d'un vaiffeau Algérien, étant retiré dans fa chaloupe, après un combat violent, fut bleffé à la partie fupérieure de la jambe par un petit boulet. La plaie étoit à la partie fupérieure de la jambe, & anticipoit fur le genou. Les tégumens, une partie de l'aponévrofe des extenfeurs de la jambe, la portion antérieure du ligament capfulaire, étoient intéreffés; environ trois pouces de la partie fupérieure du tibia, une petite portion de la partie inférieure de la rotule, la tête du péroné, & une petite portion des condyles du fémur étoient emportés. Les douleurs vives, l'inflammation, la fièvre, le gonflement, l'engourdiffement du membre, les convulfions firent tout craindre pour la vie du malade. M. Belmas, pour prévenir la gangrène & ranimer le membre qui étoit déjà froid, eut recours aux réfolutifs fpiritueux, fépara les efquilles, & fit un panfement convenable. La fièvre fut opiniâtre pendant cinq femaines malgré les faignées réitérées, la diète & autres fecours; & elle ne ceffa qu'après la formation d'un abcès à la partie inférieure & externe de la cuiffe. Les accidens étant diffipés, l'exfoliation des os fe fit, & fut fuivie d'une prompte cicatrice avec ankilofe à cette articulation.

Feu M. Turian le jeune nous a communiqué l'observation d'une plaie à la partie supérieure de la jambe avec enfoncement des faces interne & externe du tibia, & destruction de la moëlle, causée par un boulet de canon. Ce chirurgien a évité l'amputation & a guéri le blessé en le traitant comme l'état de sa plaie l'exigeoit.

Ces deux observations font sentir quelle peut être la suite du traitement des fractures compliquées ; mais il est essentiel de remarquer que souvent ainsi que dans le premier cas, on ne s'est pas déterminé à l'amputation, parce que les accidens étoient trop considérables, en sorte que si on a eu du succès, cela n'a été que parce que la nature a surmonté les accidens, & a comblé les ressources de l'art. Mais il y a des cas, ainsi que je l'ai dit plus haut, dans lesquels un chirurgien qui sait se déterminer, peut conserver un membre quoique l'amputation paroisse indiquée. Outre les précautions générales il faut alors ne point négliger les dilatations profondes & les incisions des membranes, par leur moyen s'opère un dégorgement salutaire, & la guérison devient plus assurée.

Un soldat irlandois fut blessé au siége d'Ypres

d'Ypres par un coup de feu qui emporta l'aponévrose des muscles extenseurs de l'avant-bras, l'olécrâne & une portion du condile externe de l'humerus. M. Planque dans le dessein de prévenir l'irritation des parties, & les dépôts qui auroient pu survenir, fit des incisions profondes aux muscles & à l'aponévrose, étendues jusqu'à la partie supérieure du bras : les accidens furent d'abord violens, mais ils cessèrent lorsque la suppuration s'établit ; la plaie se détergea, une portion de l'aponévrose se détacha par suppuration, les extrêmités des os s'exfolièrent & le malade fut guéri au bout de trois mois.

Les plaies d'armes à feu qui arrivent avec fracture au milieu des membres, ne sont pas aussi dangereuses que celles qui arrivent aux articulations, parce que la substance des os y est plus solide, & que les parties qui les environnent sont ordinairement moins susceptibles d'irritation. Si la fracture n'est pas considérable, il suffit de dilater ces sortes de plaies, de réduire les extrêmités des os, de tirer les corps étrangers, & de faciliter l'écoulement des suppurations. Dans cette vue, on est quelquefois obligé de mettre en usage le séton qui présente plusieurs avantages, car outre la facilité qu'il procure pour l'écoulement des suppurations, il entretient une

M.

voie libre pour l'iſſue des eſquilles qui
ſe détachent quelquefois pendant le cours
du traitement , & dont la préſence cauſeroit des accidens, ou exigeroit d'autres
opérations. Cependant il doit être employé avec précaution , car s'il touchoit
trop immédiatement les pointes des os , il
cauſeroit des ébranlemens, & feroit naître
divers accidens.

M. Planque a envoyé à l'académie
l'obſervation d'une plaie faite par un éclat
de grenade à la partie inférieure de l'avant-
bras, avec fracture du cubitus & du radius. Le fracas & la tenſion du membre
étoient conſidérables. Après les dilatations
& l'extraction de beaucoup de fragmens
oſſeux, il mit en uſage le ſéton qu'il fut
obligé de ſupprimer après huit ou neuf
jours, à raiſon de l'irritation & des divulſions qu'il cauſoit à chaque panſement
par l'ébranlement des extrêmités des os.
Ces accidens furent ſuivis de pluſieurs
dépôts le long de l'avant bras, qui ren-
dirent cette cure longue & laborieuſe ;
d'où on peut conclure de quelle con-
ſéquence il eſt de ne pas employer le ſéton
dans les fracas d'os , ſans précaution, &
de le ſupprimer dès qu'on apperçoit qu'il
cauſe quelque accident. Si M. Planque
n'eut point obſervé ce point eſſentiel,
le bleſſé auroit ſuccombé à la maladie.

Ce même chirurgien voyant le peu de succès du féton dans ces cas, tint une conduite différente dans une bleffure à peu près femblable. Un foldat reçut au fiége d'Ypres, un coup de feu à la partie inférieure de l'avant - bras droit. Le bras & l'avant-bras étoient confidérablement gonflés & échimofés dans toute leur étendue; les tendons & les mufcles étoient mâchés & déchirés, le cubitus & le radius étoient fracaffés, la partie paroif-foit difpofée à la mortification, & le malade avoit une fiévre violente. Ce dernier accident empêcha M. Planque de faire l'amputation du membre. Il fe contenta de faire des incifions profondes pour don-ner iffue au fang épanché, diffiper le gonflement, ôter plufieurs portions d'os, & il mit en ufage les topiques convena-bles. La fuppuration s'établit, les os s'exfo-lièrent, & la cure fut parfaite au bout de trois mois. Le féton n'étoit pas indiqué dans ce cas, & fi on en eut fait ufage, le bleffé auroit pu éprouver beaucoup d'accidens.

Il réfulte de ces faits que le féton peut être nuifible, lorfqu'il y a un fracas aux os, tel qu'il ne puiffe être employé fans en froiffer les extrêmités; lorfque cette circonftance ne fe trouve point, pour-lors il devient un moyen néceffaire & utile, qui non-feulement entretient la fuppuration, mais aide les exfoliations par la facilité qu'il fournit pour porter les médicamens convenables. Je l'ai vu réuffir dans une plaie à la jambe par un éclat de boîte, compliquée de la fracture des deux os, & on pourra toujours en faire ufage fans inconvéniens dans les cas que je viens d'énoncer.

Les plaies d'armes à feu qui bleffent les parties molles en les perçant de part en part, ne peuvent pas être traitées comme celles qui ne font que les entamer feulement. Il fuffit de dilater celles-ci, felon que les circonftances le permettent, & d'extraire les corps étrangers; la guérifon pour l'ordinaire eft affurée, mais dans l'autre cas, ce traitement ne peut être employé par la difficulté d'incifer tout le trajet de la balle. A la vérité fi fon trajet étoit peu confidérable, & que la ftructure de la partie le permît, on pourroit ne faire qu'une feule plaie des deux ouvertures, mais lorfqu'une partie d'une certaine épaiffeur, telle que la cuiffe, eft percée, M. le Dran confeille d'aggrandir par des incifions convenables, l'entrée & la fortie de la balle, pour qu'il y ait communication d'une plaie à l'autre, & dans le cas où le trajet feroit long, il propofe des contre-ouvertures fur ce trajet. Un féton paffé dans la plaie me paroîtroit plus propre à remplir toutes les indications curatives.

Le séton exige des régles dans son usage : s'il est avantageux en l'employant sagement, on peut le rendre nuisible quand on en use sans précaution ; le séton deviendra véritablement un corps étranger & fort nuisible si on l'emploie dans les premiers temps assez gros pour qu'il remplisse par sa présence, le trajet de la balle, parce que, lorsque le gonflement de la partie arrive, le trajet de la plaie se rétrécit & se trouve comprimé par le volume du séton ; mais si on emploie d'abord un séton fort petit, & qu'il ne remplisse pas le trajet, le séton n'aura plus d'inconvéniens même pendant le gonflement de la partie, l'intérieur de la plaie ne sera pas comprimé, les parties ne seront pas fatiguées, & ce corps légérement mû à chaque pansement, aidera par un frottement utile, l'ouvrage de la nature, servira à ébranler l'escarre, à porter des médicamens capables de la ramollir, & à procurer sa chûte, après sa séparation parfaite. Tous les praticiens conviennent trop de ces avantages du séton, pour qu'il soit nécessaire de les appuyer par des observations.

Les balles poussées par les armes à feu, en pénétrant dans un membre, rencontrent souvent les os ; lorsqu'ils sont frappés dans leur partie moyenne, il arrive fracture, fi la balle conferve une certaine quantité de mouvement, & lorfqu'ils le font dans leurs extrêmités, la balle trouvant moins de réfiſtance de la part de l'os, peut fe fixer dans fa propre fubſtance.

Dans ce dernier cas, fi la balle n'a pas pénétré avant, on la fait aifément fortir par le moyen d'un élévatoire; fi elle pénétre, on emploie le tire-fond, ou le trépan fur la partie voifine. Mais ce qui arrive quelquefois, c'eſt que la balle ne produit aucun éclat au delà de fon trou. La ſtructure cellulaire des os rend raifon de cet effet. M. Planque a fourni deux obfervations fur deux balles, dont l'une étoit enclavée dans la partie fupérieure de l'humérus, & l'autre dans la partie inférieure du tibia; ces deux trous ont été aifément guéris après une légère exfoliation.

Les boulets ou autres corps confidérables pouſſés par les armes à feu, les balles même chaſſées avec violence, en agiſſant fur les parties folides, ne bornent pas, ainſi que j'ai dit au commencement de ce mémoire, leur action à la partie frappée, ils l'étendent au-delà, fur-tout quand la partie a réfiſté, en forte qu'on doit fouvent regarder comme plus avantageux, les cas où les os font fracturés, & même ceux dans lefquels ils font brifés.

Il arrive quelquefois des coups heureux

qui emportent entièrement une partie, sans que les parties voisines s'en ressentent & en aient presque souffert aucun ébranlement.

Un soldat anglois étant tourné de côté sur un vaisseau, fut blessé à l'épaule par un boulet qui frappa l'omoplate, brisa cet os, & l'emporta même, à la réserve de l'angle antérieur qui s'articule avec l'os du bras. Cette plaie qui étoit des plus considérables, eu égard à son étendue, intéressoit une très-grande partie des muscles du dos. La suppuration fut très-abondante après la chûte des escarres, & M. Despelette conduisit cette grande maladie à une parfaite guérison.

Pour que le succès soit assuré, il est nécessaire que le boulet ou autre corps ayent frappé dans une articulation large; car sans cela, l'ébranlement porté plus loin rendroit le mal plus étendu, & par cela même incurable. C'est par cette raison que l'on voit quelquefois guérir des extirpations dans les articulations, telles que celles de l'humérus, à l'occasion des plaies faites par le boulet; tandis qu'un os long frappé dans sa partie moyenne par une balle seulement, cause souvent un tel ébranlement, que le mal est communiqué à l'articulation & même au-delà; d'où les praticiens ont sagement conclu qu'il étoit avantageux & même nécessaire

de faire l'amputation dans la partie au-
deſſus du membre frappé, lorſqu'elle eſt
indiquée après des coups violens.

C'eſt à raiſon de cet ébranlement que
l'on peut concevoir comment arrive la
ſtupeur; pourquoi un membre ſimplement
contus par un boulet produit ſouvent des
accidens mortels; pourquoi il jette les parties dans l'affaiſſement, ſuffoque & anéan-
tit le principe vital au point de détruire les
fonctions. Tel étoit le cas du chevau-léger
dont parle M. Queſnay, qui, frappé à la
jambe par l'éclat d'une boîte, devint auſſi-
tôt inſenſible à ſon état, ſupporta l'amputation d'une façon indifférente, & reſta
également tranquille juſqu'à la mort.

Je crois devoir finir en faiſant remarquer que certaines plaies des extrêmités,
légères en apparence, ſont ſouvent très-
dangereuſes, quoique des plaies plus conſidérables par le fracas guériſſent aiſément;
ce qui doit rendre très-circonſpect ſur le
prognoſtic, & exiger de la part du chirurgien des attentions pour prévenir ou
diſſiper les accidens qui pourroient ré-
ſulter quelquefois d'une ſimple contuſion,
ou de toute autre bleſſure qui paroîtroit
mériter peu de conſidération.

F I N.

Fig. 1.   Fig. 2.   Fig. 3.   Fig. 4.   Fig. 5.

Table. 1.